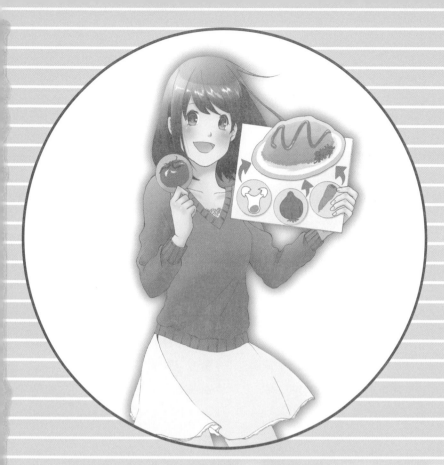

食品学 II

食品の分類と特性・用途を正しく理解するために

中島 肇・佐藤 薫 編

化学同人

執筆者一覧

大久保　剛	仙台白百合女子大学人間学部健康栄養学科教授		3章-4，3章-5，5章-1，5章-2，7章
佐藤　薫	日本獣医生命科学大学応用生命科学部食品科学科准教授		編集，4章-3，4章-4，付録1
中島　肇	和洋女子大学大学院総合生活研究科教授		編集，1章，3章-2，3章-3，4章-1，4章-2，5章-3〜5章-5，付録2，付録3
松尾亜希子	名古屋葵大学健康科学部健康栄養学科講師		3章-1，3章-6〜3章-8
水間　智哉	摂南大学農学部食品栄養学科教授		2章，6章

（五十音順）

ステップアップ栄養・健康科学シリーズ　編集委員

尼子　克己	仁愛大学人間生活学部健康栄養学科准教授
北島　幸枝	東京医療保健大学医療保健学部医療栄養学科准教授
中島　肇	和洋女子大学大学院総合生活研究科教授

（五十音順）

はじめに

　日本食品標準成分表2015年版(七訂)追補2016年には，2,222品目の標準的な食品成分値が収載されている．これだけの数の食品が成分表に掲載されているのは，なぜだろう．私たち人間が，いろいろな食品から栄養素を取り入れる必要がある雑食性の生き物だからである．雑食性の動物はさまざまな食品を食べることができ，さらに人間は，多くの食品の中から食べたい食品を選ぶという「楽しみ」として食文化をつくり上げてきた．食品学は，栄養素の面から，食品を選ぶ楽しみの基礎を学ぶ学問ということができる．

　私たちが口にしている食品は，ほとんどが生物由来であり，たんぱく質，脂質，炭水化物をはじめとする化学成分からなり，食べたときののど越しや食感は物理量として評価される複合体である．食品の基礎をより深く，正確に学ぼうとすると，生物，化学，物理といった知識が必要になる．栄養士・管理栄養士養成課程の多くで，食品学は初年度の専門科目として学ぶことが多いようだが，生物や化学が得意ではなかったり，高校時代に履修していなかったりする場合には，生命現象の仕組みや化学式への最初の抵抗感が強く，「食べ物と健康」が苦手科目になってしまう場合も少なくないようである．本書では，食品学を学ぶ際の入口のハードルをできるだけ低くして，食品学が得意な学生さんを一人でも増やそうと執筆者全員で工夫をこらした．

　私が勤務している大学を受験する高校生から，しばしば「文系からでも管理栄養士になれますか？」という質問を受けるが，理系出身でも文系出身でも，それぞれの得意分野を生かして立派な管理栄養士になることができると考えている．生物や化学をしっかり学んだ上で，適切な食品の選び方や食品の楽しさを伝えていくことができれば，栄養士・管理栄養士の役割を果たしていくことができるだろう．

　「食生活は，主食，主菜，副菜を基本に，食事のバランスを」とは保健機能食品で目にするフレーズである．食品学を学ぶ中で，とくにこの文章の意味を理解してほしい．食品学は，雑食性の私たちが，バランスの良い食事を摂るために，人類が長い間かけて蓄積してきた英知を学ぶものということができる．本書により，食品の分類と特性・用途を学ぶ楽しさがわかり，食品学の奥深さを知るきっかけになれば，著者一同の喜びである．本書の出版にあたり，本書のコンセプト実現に，ご尽力いただいた化学同人の山本富士子さんに御礼を申し上げる．

2017年4月

執筆者を代表して　中島　肇

ステップアップ栄養・健康科学シリーズ
刊行にあたって

　栄養士・管理栄養士養成施設には，毎年約20,000人もの学生が入学しています．高校で化学や生物などを十分に学んでこなかったりすると，入学後に始まる講義や実験には戸惑う学生も多いことと思います．理系とあまり意識せず入学してきた学生も少なからずいるようです．

　ステップアップ栄養・健康科学シリーズは，やさしく学び始めて，管理栄養士国家試験受験に備えて基礎の力が身につくことを目指す教科書シリーズです．高校で学ぶ化学や生物，数学などの基礎を適宜織り込みながら，学生たちが拒否反応を起こさないように，基礎から理解でき，大学で学ぶさまざまな講義の内容に結びつけて修得できるように構成し，記述にも心がけました．

　さらに，別の科目で学んだ内容がまた別の科目にも関連することが思い浮かぶようにもしています．たとえば食品学で学ぶ食品成分の機能と基礎栄養学で学ぶ栄養素の機能，生化学で学ぶ代謝を関連づけられると，臨床栄養学や応用栄養学，栄養教育論で学ぶ栄養療法が理解しやすくなるでしょう．

　子どもたちへの食育，若い女性の極端なやせの増加，運動習慣を含む生活習慣に由来する非感染性疾患の増加，超高齢社会のなかでの介護予防や生活支援の必要性などという社会状況を眺めてみても，栄養士・管理栄養士がこのような社会で貢献できる役割はこれからも非常に大きいものといえます．

　卒業後にさまざまな施設を始めとした社会で活躍していく学生たちに，大学で基礎となる力をしっかりと身につけて学んでほしい．このような願いをもってシリーズ全体を編集しています．多くの栄養士・管理栄養士養成課程で本シリーズの教科書が役に立てば，これ以上の喜びはありません．

ステップアップ栄養・健康科学シリーズ　編集委員

食品学II 目次

第1章 人間と食品 …1

1 日本人はどのように栄養素を摂ってきたか …2
- 1.1 日本人の食生活の変遷 2
- 1.2 平均的な日本人の食生活と死亡原因の変遷と日本人の健康 3
- 1.3 現在の私たちはどのような食品から栄養素を摂っているか 3
- 1.4 食の外部化と外食産業 5
- 1.5 食品成分表(八訂)と食事摂取基準をつなぐために 6

2 食品成分表(八訂)と健康 …7
- 2.1 社会のニーズや国際機関との整合性と食品成分表の変化 7
- 2.2 2種類の定義・測定法と三大栄養素 8

3 食品廃棄と食品ロス …10
- 3.1 日本の食品ロスの現状 10
- 3.2 食品ロスは地球資源を無駄にする 10
- 3.3 食品ロスをなくす日本の取組み 11
- 3.4 食品ロスをなくす世界の取組み 12

4 日本の伝統的食文化と郷土食 …12
- 4.1 日本の伝統行事と行事食 12
- 4.2 無形文化遺産としての和食と今の「日本食」 13
- 4.3 日本の代表的な郷土食 13

コラム 商習慣と食品ロス 11／カレーライス,ハンバーグ,ラーメンは和食だろうか 15

第2章 食品成分表2020(八訂)を使いこなすために …17

1 食品成分表の目的 …18
2 食品成分表(八訂)における成分値の扱い …19
- 2.1 1食品1標準成分値の原則 19
- 2.2 数値の表示方法 19

3 食品成分の測定と算出方法 …20
- 3.1 エネルギー 20
- 3.2 一般成分 20

4 食品成分表(八訂)での変更点 …26
- 4.1 エネルギーの算出方法の変更 26
- 4.2 成分項目の順序変更と整理 27
- 4.3 18群を「調理済み流通食品類」へ名称変更 27

第3章 植物性食品 …29

1 穀類 …30
- 1.1 米(こめ) 30
- 1.2 小麦(こむぎ) 34
- 1.3 大麦(おおむぎ) 37
- 1.4 とうもろこし 37
- 1.5 そば 39
- 1.6 その他の穀類 40

2 いも及びでん粉類 ··· 41
    2.1 いも類の分類と栄養成分 *41* | 2.2 でん粉類とでん粉製品 *45*
3 砂糖及び甘味類 ·· 45
    3.1 砂糖類 *46* | 3.3 その他 *48*
    3.2 でん粉糖類 *47* | 3.4 低エネルギー甘味料（高甘味度甘味料）*49*
4 豆類 ··· 49
    4.1 豆類の機能性成分 *50* | 4.2 豆類の種類 *51*
5 種実類 ··· 56
    5.1 堅果 *56* | 5.3 種子 *58*
    5.2 核果 *57*
6 野菜類 ··· 59
    6.1 葉菜類 *60* | 6.4 果菜類 *65*
    6.2 茎菜類 *62* | 6.5 花菜類 *68*
    6.3 根菜類 *63*
7 果実類 ··· 68
    7.1 おもな果物の性状と利用 *68* | 7.2 果実飲料 *73*
8 きのこ類 ··· 75
9 藻類 ··· 77

コラム 食品成分表（七訂）および追補 2016 年での米の掲載について *32* ／低たんぱく質米 *34* ／グルコースイソメラーゼ *45* ／カリウムを多く含む野菜 *67* ／毎日くだもの 200 グラム運動 *74*

第4章 動物性食品 *79*

1 魚介類 ··· 80
    1.1 魚介類の栄養成分：どのような栄養素を摂取しているか *80* | 1.3 魚介類としてどのような生物を食べているのか *86*
    1.2 食品成分表（八訂）収載の魚介類についての注意 *84* | 1.4 食用にする魚介類の構造 *87*
     | 1.5 魚類の死後硬直とその後の変化 *87*
     | 1.6 魚介類の加工品 *88*
2 肉類 ··· 88
    2.1 肉類の栄養成分：どのような栄養素を摂取しているか *88* | 2.3 食品成分表（八訂）における留意点 *94*
    2.2 食品として利用する食肉の構造 *89* | 2.4 肉類の種類 *95*
3 卵類 ··· 98
    3.1 卵類の生産と消費 *98* | 3.4 卵の鮮度と品質検査 *101*
    3.2 卵類の栄養成分：どのような栄養素を摂取しているか *98* | 3.5 卵の加工特性 *102*
     | 3.6 加工卵の種類 *103*
    3.3 卵の性状 *100*

4 乳類 ... 104
- 4.1 乳とは　104
- 4.2 乳類の栄養成分：どのような栄養素を摂取しているか　104
- 4.3 牛乳の凝固変化　109
- 4.4 牛乳の加熱による成分変化　110
- 4.5 牛乳の利用　110

コラム 最近になって食べるようになった魚介類　86／加工肉や赤肉の発がん性は？　96

第5章　油脂類，菓子類，し好飲料類，調味料及び香辛料類，調理済み流通食品類　115

1 油脂類 ... 116
- 1.1 食用油脂とは　116
- 1.2 食用油脂の製造と精製　116
- 1.3 植物性油脂　118
- 1.4 動物性油脂　120
- 1.5 加工油脂　120

2 菓子類 ... 122
- 2.1 菓子の分類　122
- 2.2 菓子類　123

3 し好飲料類 ... 124
- 3.1 アルコール飲料類の種類　124
- 3.2 醸造酒類　125
- 3.3 蒸留酒類　127
- 3.4 混成酒類　127
- 3.5 茶類　127
- 3.6 コーヒー・ココア類　128
- 3.7 その他　128

4 調味料及び香辛料類 ... 128
- 4.1 調味料　129
- 4.2 香辛料　130
- 4.3 その他　131

5 調理済み流通食品 ... 131
- 5.1 そう菜　131
- 5.2 レトルトパウチ食品　131
- 5.3 調理加工食品で他の食品群に収載されている食品　132

コラム マーガリン，ショートニングとトランス脂肪酸　121

第6章　食品成分表2020（八訂）に記載された調理条件，注意を要する食品　133

1 食品成分表（八訂）に記載された食品の調理条件 ... 134
2 食品成分表（八訂）の収載箇所での注意事項 ... 135
- 2.1 「第2章　日本食品標準成分表」について　135
- 2.2 「第3章　資料」について　135
- 2.3 「別冊（アミノ酸成分表2020，脂肪酸成分表2020，炭水化物成分表2020）について　136

コラム 炭水化物成分表に収載されている，おもな糖質　137

第7章　食品表示法　139

1　食品表示法の概要 140
　1.1　食品表示法設立の目的　140
　1.2　機能性表示食品制度の創設，栄養機能食品の追加　141
2　生鮮食品と加工食品の品質表示基準 141
　2.1　生鮮食品の品質表示基準　142
　2.2　加工食品の品質表示基準　143
3　食品の安全性と食品表示 147
　3.1　食品の特性に配慮した客観的な項目（指標）の設定　147
　3.2　食品の特性に応じた「安全係数」の設定　148
　3.3　特性が類似している食品に関する期限の設定　148
　3.4　情報の提供　149
　3.5　賞味期限を設定するための試験方法　149
4　旧法からの変更点 151

コラム　日本での食品微生物の分類　150

付録

1　食品成分表を理解するための有機化学 155
　はじめに　155
　1.1　化学構造式　155
　1.2　有機化合物の命名法　156
2　食品成分表と食品学を理解するための数学 160
　2.1　食品成分表の数値には丸め方のルールがある　160
　2.2　そう菜の栄養成分の計算　160
　2.3　そう菜の栄養成分計算の手順　162
　2.4　重量％と容量％（とくにアルコール飲料について）　162
3　微生物利用食品を理解するための微生物学 163
　はじめに　163
　3.1　微生物の特徴　163
　3.2　発酵食品に関係する微生物　164
　3.3　植物性の発酵食品　165
　3.4　動物性の発酵食品　167

コラム　ニホンコウジカビと「家畜化」　164

参考文献・参考情報 168

索　引 170

第1章 人間と食品

この章で学ぶポイント

★ 食生活がどのように変化し，現在どのような食料問題を生じているかを学ぼう．
★ 食品ロスの現状と食品ロス率の定義を理解しておこう．
★ 日本食品標準成分表2020（八訂）の役割について理解しよう．
★ 無形文化遺産となった和食について理解を深めておこう．

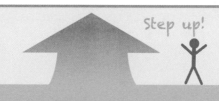

◆ちょっと学ぶ前に復習しておこう◆

食物連鎖
植物から始まり動物へと続く，食物の関係についてのつながり．

生物濃縮
食物連鎖によって，どのような物質が体内に蓄積しているか考えてみよう．

フード・マイレージ
食料の輸送量に輸送距離を掛け合わせて求められる．環境負荷（二酸化炭素排出量）について考えてみよう．

食料自給率
品目別と総合の二種類の示し方があり，総合食料自給率にはカロリーベースと生産額ベースの指標がある．

第1章 人間と食品

1 日本人はどのように栄養素を摂ってきたか

1.1 日本人の食生活の変遷

　日本のスーパーマーケットには多種多様な食品が並んでいる．当たり前のように目にする光景だが，日本人が多種類の食品を食べるようになったのは，50〜60年前からなのである．

　米の消費減少に伴い，日本人の摂取する食品の構成が大きく変化している．図1.1に1930（昭和5）年以降の日本人1人の1日あたりの純食料供給量（g）を示した．第二次世界大戦後に日本の食料事情が大きく変化したが，その後を含めた純食料供給には下記のような特徴がみられる．

① 第二次世界大戦前までは，米，野菜，いも類，雑穀を中心とした食品を摂取しており，魚介類を除く動物性食品の摂取はほとんどない．

② 米は日本人の主食であるが，1960（昭和35）年頃から純食料供給量は減少し続けている．国民1人あたりの米の消費量をみても，1962（昭和37）年の118 kgをピークに減少し，2014（平成26）年には55 kgと半分以下に減っている．同様の傾向を示しているのが，いも類と雑穀の純食料供給量である．

③ 第二次世界大戦後に食料供給が改善するに伴い，1975（昭和50）年頃まで増大し，その後は安定している食品群として野菜類，果実類がある．野菜類は1980（昭和55）年頃以降，果実類は2005（平成17）年頃以降から純食料供給量減少が始まっている．

平成の米騒動
1993年（平成5年）の夏の平均気温が2〜3℃低下したため東北・北海道で記録的な不作となり，一時的に米の供給量が減少し，「米が買えない」という事態が発生した．図1.1で米の供給量が一時的に下がっているのはそのためである．

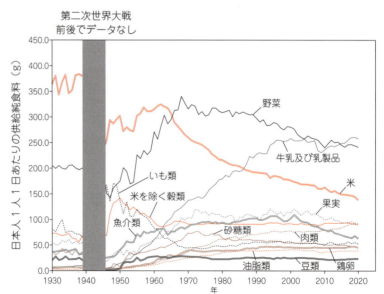

図1.1 日本人の食生活の変化（一人あたり1日分の供給純食料量の推移）

・食料需給表（農林水産省大臣官房政策課食料安全保障室，令和3年度）
・食料需要に関する基礎統計（農林大臣官房調査課編，1976年）

④ 牛乳・乳製品，肉類，魚介類の純食料供給量は2000(平成12)年頃まで上昇し，その後ほぼ安定している．

第二次世界大戦前の日本人は，穀類，いも類，雑穀といった植物性食品を中心に摂取しており，現在のような動物性食品を含む多くの種類の食品を摂取してはいなかった．図1.1から明らかなように，日本人が多種類の食品を摂取するようになったのは，早く見積もっても1960(昭和35)年頃からである．

1.2 平均的な日本人の食生活と死亡原因の変遷と日本人の健康

2019(令和元)年における日本人の**平均寿命**は男性81.41歳，女性が87.45歳で，「健康上の理由で日常生活が制限されることなく生活できる期間」で定義される**平均健康寿命**も，男性で72.68歳，女性で75.38歳である．医療制度や公衆衛生制度の充実とともに，第二次世界大戦後の食糧事情の変化は，日本人の健康的な生活に寄与していると考えられる．第二次世界大戦直後に死因の上位を占めていた，感染症の一種である結核や栄養不良の一つである脚気(ビタミンB_1欠乏)が激減したことは，食生活が豊かになったことと関係している．

喫煙，飲酒，運動習慣に加えて食生活は生活習慣の重要な因子の一つである．日本では，食習慣やさまざまな生活習慣の変化に由来する疾患が増加している．がん，心疾患，脳血管疾患，およびこれらを誘導する糖尿病や高血圧といった生活習慣に起因する**非感染性疾患(NCD)**が増加しているのが現在の日本の状況である(図1.2)．1947(昭和22)年以降，悪性新生物(悪性のがん)や心疾患といった，生活習慣をおもな原因とする非感染性疾患で死亡する割合が急増している．一方，1947(昭和22)年前後では感染性疾患である結核で死亡する割合がもっとも高かったが，1955(昭和30)年頃から急激に減少した．

生活習慣の一つとしての食習慣を考える場合には，食品に含まれる栄養素の値(成分表)だけでも，どのような栄養素をどの程度摂取したらよいか(摂取基準)でも不十分で，必要な栄養素をどのような食品の組み合わせから摂取したら良いのかを考える必要がある．

1.3 現在の私たちはどのような食品から栄養素を摂っているか

平均的な日本人がどのような食品からどのような栄養素を摂取しているかをおおよそ知るためには，国民健康・栄養調査が役に立つ．1950(昭和25)年の国民栄養調査によると，都市部在住者1人あたりのエネルギー摂取量は1日1,971 kcalであったが，植物性食品からの摂取が約92%(動物性食品からは残りの約8%)であった．農村部在住者では，摂取エネルギー2,163 kcal/日のうち，約96%は植物性食品から摂取していた．また，この

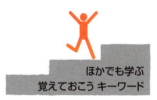

脚気
➡食品学

非感染性疾患(NCD)
健康日本21(第二次)では，がん，循環器疾患，糖尿病にCOPD(慢性閉塞性肺疾患)を加えた疾病をNCDとした．重症化の予防に重点を置いた対策をとるためには，食生活や運動習慣の改善(一次予防)だけではなく，NCD対策として包括的な取組みが必要である．

第1章　人間と食品

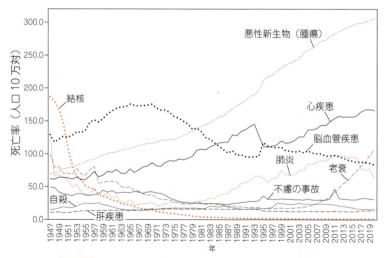

図 1.2　おもな死因別にみた日本人の死亡率の年推移

注：1）平成6・7年の心疾患の低下は，死亡診断書（死体検案書）（平成7年1月施行）において「死亡の原因欄には，疾患の終末期の状態としての心不全，呼吸不全等は書かないでください」という注意書きの施行前からの周知の影響によるものと考えられる．
　　2）平成7年の脳血管疾患の上昇の主な要因は，ICD-10（平成7年1月適用）による原死因選択ルールの明確化によるものと考えられる．
令和2年（2020）「人口動態統計」．

戦後の摂取エネルギー平均値
第二次世界大戦後の1950年では，摂取エネルギー平均値をみると，若干ではあるが都市部ではエネルギー不足だった．

時代の標準エネルギー必要量は2,150 kcal/日で，農村部ではエネルギーは充足されている状態であったが，都市部の日本人では約8％のエネルギー不足の状態であった．

それに対し，2013（平成25）年の国民健康・栄養調査によると，穀類からのエネルギー摂取は41.5％，肉類からは10.0％，魚介類から6.0％，その他1％以上のエネルギー摂取割合がある食品が11品目と，多種類の食品からエネルギーを摂取していることがわかる（図 1.3）．

非感染性疾患との関係を見てみよう．2013（平成25）年国民健康・栄養調査の中の，第9表（食品群別（食品群別栄養素等摂取量−食品群，栄養素別，摂取量−総数，1歳以上）を例に，平均的な日本人が非感染性疾患の原因であるとされている飽和脂肪酸，ナトリウムをどのような食品から摂取しているかを示した（図 1.4）．

飽和脂肪酸は摂取量の多い順に，肉類＞乳類＞穀類＞油脂類＞菓子類＞魚介類＞卵類＞調味料・香辛料類＞豆類で，多種類の食品から摂取していることがわかる．これらの食品群のほとんどは，第二次世界大戦後に摂取量が増えた食品である．平均的な日本人の飽和脂肪酸摂取量を減らす献立を考えようとした場合には，特定の食品に注目するのではなく，多種類の食品に目配りをして総飽和脂肪酸量を減らす必要があることもわかる．

図 1.4に示したナトリウムは，平均的な日本人の場合，67％が調味料・香辛料類から摂取しており，ナトリウム摂取量を少なくする（減塩）ために

1 日本人はどのように栄養素を摂ってきたか

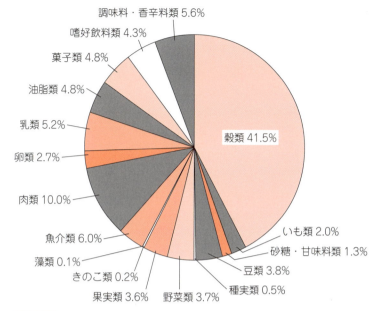

図1.3 現在の日本人は多種類の食品からエネルギーを摂取している

国民栄養・健康調査（食品群別栄養素等摂取量−食品群，栄養素別，摂取量−総数，1歳以上）．

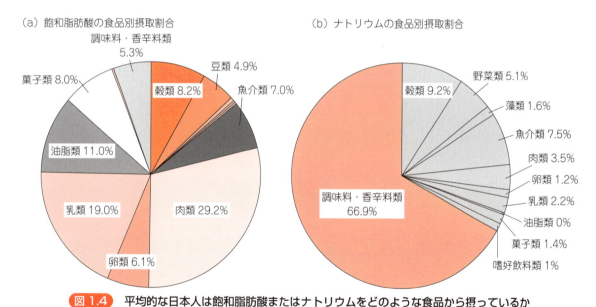

図1.4 平均的な日本人は飽和脂肪酸またはナトリウムをどのような食品から摂っているか

は，調味料・香辛料由来のナトリウム摂取について主に考えればよいことがわかる．

1.4 食の外部化と外食産業

現在の食を考えるときに重要な視点の一つに**食の外部化**がある．歴史的には，調理は家庭内で行われてきた．主に食を担っていた女性の社会進出，

第1章　人間と食品

食生活の変化
・個食化
・食の外部化
・外食と中食

食の外部化率
現在の日本では外食の割合はほぼ一定であるが，中食を含めた食の外部化率は徐々に増加している．COVID-19（いわゆる新型コロナウイルス感染症）パンデミックが2020年に入り世界的に広がった．日本でも行動制限が行われたため2020年の食の外部化率や外食率が激減した．

社会構造の変化による単身世帯や高齢者世帯の増加，家族で食卓を囲むという食事スタイルから家族が別々の時間に別々の食品を食べる**個食化**が進んだ．それらの結果として，食事をレストランなどで摂る，そう菜や調理済み食品などの加工食品を買って済ませるといった食事自体や準備を家庭の外に委託する**食の外部化**が進んだ．一般的には，食料消費支出に占める外食費用の割合を外食率，外食支出にそう菜や弁当，調理済食品など**中食**への支出を加えたものを食の外部化率という．

図1.5に，外食率と食の外部化率の1975（昭和50）年からの推移を示した．外食率は平成に入るまでは増加する傾向があったが，平成に入ってからは緩やかに減少する傾向がみられる．それに対し，食の外部化率は年ごとのばらつきはあるものの，緩やかに増加する傾向は現在でも続いている．

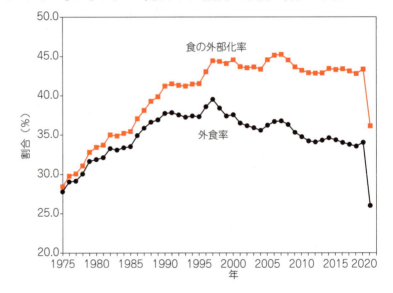

図1.5　外食率と食の外部化率の推移
（公益財団法人）食の安心・安全財団公開資料．

1.5　食品成分表（八訂）と食事摂取基準をつなぐために

食事摂取基準は「どのような栄養素をどれだけ摂取するのが好ましいか」であり，食品成分表は「どのような食品にどのような栄養素が含まれているか」を示したものである．私たち人間は，動物性食品も植物性食品も広く摂取することができる**雑食性**で，必要な栄養素，さらには必要以上に摂取すべきではない栄養素を，食事摂取基準を参考に決定し，その栄養素をどのような組み合わせで提供するかを，食品成分表を用いた献立作成で考えるのである．

さらに，献立は1食あたりのみで考えてはいけない．適切なエネルギーを摂取している健康なヒトの場合では，1か月以上BMIの変動がないという比較的長い期間の食事全体をみた，「飽きの来ない献立」という視点で考

える必要がある．

　日本人の食事摂取基準（2020年版）でも設定されている「目標量」は，食生活習慣に起因する非感染性疾患を予防するために日本人が当面目指すべき摂取量（または摂取量範囲）である．食事摂取基準（2020年版）では，たんぱく質，脂質，飽和脂肪酸，炭水化物，食物繊維，エネルギー栄養素バランス，ナトリウム，カリウムに目安量が設定されている．

　また，食の外部化や食の衛生管理の厳格化に伴って，加工食品や調理済み食品の使用が，今後，増えることはあっても減ることはないと予想される．食事摂取基準で設定されている目標量を利用するために，2020年に完全義務化される栄養成分表示やその他の食品表示を正確に読むことも今後ますます必要となる．

日本人の食事摂取基準（2020年版）
以降，食事摂取基準（2020年版）と略す．

非感染性疾患
p.10 参照

食の衛生管理の厳格化
2021（令和3）年より，すべての食品関連業者（学校や病院など営業目的ではない集団給食施設を含む）に対してHACCP（Hazard Analysis and Critical Control Point）に沿った衛生管理が制度化された．

2　食品成分表（八訂）と健康

2.1　社会のニーズや国際機関との整合性と食品成分表の変化

　第二次世界大戦後の食糧難の時代に，日本人の栄養状態を改善することを目的に，佐伯矩が中心となり1950（昭和25）年に最初の**日本食品標準成分表**が作成された．その後，改定が重ねられ，2020（令和2）年12月に八訂が公表された．消費者の嗜好，食習慣，食品製造技術の進歩，食品分析技術の向上，食品科学の新しい知見などに伴い，最近では5年ごとに改定が行われている．

　平均的な日本人が多種多様な食品を摂取していること，食の外部化に伴い加工食品や調理済み食品の消費が増えていることなどの社会的背景や栄養学の進歩に伴い，食品成分表は改定のたびに収載する食品数や成分項目を増やしてきた．食品成分表（八訂）の改定にあたっては，レトルトパウチ食品や粉末スープのような食品会社が製造する加工食品に加え，セントラルキッチンシステムで提供されることも多い調理済み食品（そう菜類）50種類を収載し，**調理済み流通食品類**という新たな食品群に改変した．

　栄養学的な側面からの最も重要な改定ポイントは，食品中のエネルギー算出における国際的な標準法である，**FAO/INFOODS法**（巻末参考文献記載 FAO Food and Nutrition Paper 77）に基づくエネルギー値が導入されたことである．食品成分表は，2005（平成17）年に脂肪酸成分表編が導入されて以来，2015（平成27）年改定の食品成分表（七訂）で炭水化物成分表編を導入し，**三大栄養素（脂質，たんぱく質，炭水化物）**の定義と測定法を伝統的な方法からFAO/INFOODS法に変えてきた（**表1.1**）．日本人は多種多様な食品を摂取していることから，食品成分表（八訂）では，2,478もの食品が収載された本表と，「**アミノ酸成分表編**」，「**脂肪酸成分表編**」，「**炭水化物成分表編**」の3分冊の合計4冊から構成されている（**表1.2**）．

第1章 人間と食品

表1.1 FAO/INFOODに基づくエネルギー算定法導入までの経緯

年	本編	FAOに準拠した三大栄養素編
2005	五訂増補日本食品標準成分表	五訂増補日本食品標準成分表脂肪酸成分表編
2010	日本食品標準成分表2010	日本食品標準成分表準拠アミノ酸成分表2010
2015	日本食品標準成分表2015年版(七訂)	日本食品標準成分表2015年版(七訂)炭水化物成分表編
2020	日本食品標準成分表2020年版(八訂)	FAO/INFOODSが推奨する組成成分を用いる計算方法を導入

INFOODS(International Network of Food Data Systems)

表1.2 食品成分表(八訂)収載食品数

	食品群	本表	アミノ酸	脂肪酸	炭水化物		
					炭・本表	炭・別1	炭・別2
1	穀類	205	178	180	177	203	3
2	いも及びでん粉類	70	39	40	57	62	33
3	砂糖及び甘味類	30	2	0	28	4	2
4	豆類	108	101	96	81	106	20
5	種実類	46	47	45	42	46	7
6	野菜類	401	342	255	190	395	90
7	果実類	183	124	111	91	181	26
8	きのこ類	55	49	49	51	53	15
9	藻類	57	42	42	14	56	7
10	魚介類	453	427	453	16	4	6
11	肉類	310	274	307	42	6	48
12	卵類	23	19	23	15	0	3
13	乳類	59	53	56	48	4	40
14	油脂類	34	7	32	4	0	0
15	菓子類	185	124	126	118	166	42
16	し好飲料類	61	24	18	21	23	7
17	調味料及び香辛料類	148	97	83	79	65	59
18	調理済み流通食品類	50	4	5	1	42	0
		2478	1953	1921	1075	1416	408

炭・別1,炭水化物成分表別表1 可食部100g当たりの食物繊維成分表
炭・別2,炭水化物成分表別表2 可食部100g当たりの有機酸成分表
アミノ酸,アミノ酸成分表編:脂肪酸,脂肪酸成分表編:炭水化物,炭水化物成分表編

2.2 2種類の定義・測定法と三大栄養素

インターネット上に公開されている食品成分表(八訂)の一般成分部分の構成を図1.6に示した.この図には,食品成分表(八訂)が計4冊である意味が表現されている.

伝統的な成分表では,たんぱく質は窒素を含む化合物,脂質は有機溶媒に溶ける化合物,炭水化物は水分,たんぱく質,脂質,灰分以外の成分として定義してエネルギーを算出してきた.それに対して,FAO/INFOODS法では,たんぱく質をアミノ酸の重合体(**ペプチド結合**によるたんぱく質の一次構造に相当),脂質を3個の脂肪酸とグリセロールの縮合物(トリアシルグリセロール),炭水化物を単糖類または単糖の重合物(多

2 食品成分表(八訂)と健康

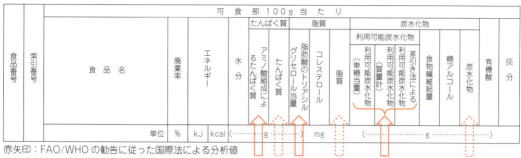

赤矢印：FAO/WHO の勧告に従った国際法による分析値
赤破線矢印：伝統的な一般成分分析法による分析値

図 1.6 食品成分表(八訂)本表の一般成分などの構成

糖類)，と定義し消化吸収される成分を用いてエネルギーを算出している．三大栄養素の定義が異なるため，成分表中の数値を導き出す測定法も異なってくる．たとえば，たんぱく質では，窒素を含む化合物と定義する伝統的な方法では改良ケルダール法や改良デュマ法で窒素を測定し**窒素たんぱく質換算係数**を用いて算出するのに対し，FAO/INFOODS 法では，たんぱく質を加水分解しアミノ酸を測定しアミノ酸重合物としてたんぱく質量を算出する．FAO/INFOODS 法において脂質は加水分解後に**ガスクロマトグラフィー**で脂肪酸を測定し**トリアシルグリセロール当量**として，炭水化物はそのまま吸収される単糖類はそのままで，加水分解が必要なオリゴ糖や多糖類(でん粉とグリコーゲン)は加水分解後に単糖を**高速液体クロマトグラフィー**で測定し重合物として算出する．伝統的な測定法と FAO/

表 1.3 一般成分と測定法

		伝統的な三大栄養素測定法	食品成分表(八訂)三大栄養素測定法
たんぱく質	定義	窒素を含む有機化合物	アミノ酸の重合物
	成分表収載個所	本表のたんぱく質	本表のアミノ酸によるたんぱく質・アミノ酸成分表編
	測定法	改良ケルダール法・改良デュマ法(窒素を測る)	アミノ酸測定(たんぱく質を加水分解後アミノ酸測定装置)
脂質	定義	水に溶けない(有機溶媒に溶ける)有機物	グリセロールに脂肪酸が3つ結合した物質(トリアシルグリセロール＝トリグリセリド≒中性脂質)
	成分表収載個所	本表の脂質	本表の脂肪酸のトリアシルグリセロール当量・脂肪酸成分表編
	測定法	有機溶媒可溶成分量	加水分解後 GC により脂肪酸測定(トリアシルグリセロール当量)
炭水化物	定義	有機化合物として特徴が少ないので，水分，たんぱく質，脂質，灰分以外の成分	単糖および単糖の重合物(多糖類)，食物繊維，有機酸
	成分表収載個所	本表の炭水化物	本表の利用可能炭水化物・炭水化物成分表編
	測定法	差し引き法	単糖，二糖，オリゴ糖測定(でん粉は酵素法で加水分解)し HPCL (食物繊維はプロスキー変法 & AOAC. 2011.25 法・有機酸は HPLC)

・HPLC，高速液体クロマトグラフィー；GC，ガスクロマトグラフィー；AOAC, Association of Official Analytical Chemists

INFOODS法の定義と測定法の比較を**表1.3**に示した．

食品成分表（八訂）本表の**アミノ酸によるたんぱく質**の基礎となる数値を収載したものがアミノ酸成分表編，**脂肪酸のトリアシルグリセロール当量**の基礎となる数値を収載したものが脂肪酸成分表編，**利用可能な炭水化物**（単糖当量・質量計・差し引き法による）の基礎となる数値を収載したものが炭水化物成分表である．炭水化物成分表編では，消化吸収される他の食品成分として，糖アルコールと有機酸，腸内細菌で一部が資化された上でエネルギーとして一部吸収される食物繊維の成分値が収載されている．糖アルコール，有機酸，食物繊維には個別にエネルギー換算係数が設定されている．食品に含まれる三大栄養素を，消化吸収されてエネルギーになる成分量として，FAO/INFOODSによって推奨されている方法であるアミノ酸によるたんぱく質，脂肪酸のトリアシルグリセロール当量，利用可能炭水化物によって算出した国際基準に適合するエネルギー値としたものである．

食品廃棄と食品ロス
食料自給率は約40％
・食品廃棄⇒捨てられている食品
・食品ロス⇒食べられるのに廃棄される食品（食品廃棄に含まれる）

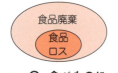

食べものに、もったいないを、もういちど。
NO-FOODLOSS PROJECT

3 食品廃棄と食品ロス

ヒトが食べるためにつくられた食料が，食べられずに捨てられる量は私たちが考えるよりはるかに大きい．日本では食べるために供給される食料（食用仕向量）のうち，捨てられるものすべての量を**食品廃棄**，食べることができるにもかかわらず廃棄される量を**食品ロス**と定義している．

廃棄される食品の量は，食品工場などの食品製造者，食品の流通を担う食品卸業者（おろしぎょうしゃ），スーパーマーケットなどの食品小売業者，レストランや大量調理業者などの外食産業といった食品事業関連者と，家庭から排出される廃棄物を別々に集計する．家庭で食品ロスが発生するのは，「食べ残し」，

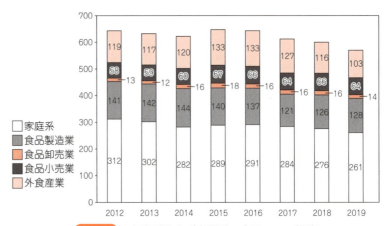

図1.7 家庭系および事業系の食品ロスの推移

※事業系食品ロスは食品産業，食品卸売業，食品小売業，外食産業として集計
食品ロス統計（農林水産省）より

賞味期限や消費期限が切れて捨てられる，買い過ぎで開封せずに捨てられるなどの「直接廃棄」，および食料の「過剰除去」からなる．

3.1 日本の食品ロスの現状

2012（平成24）年から2019（令和元）年における事業系（食品製造業，食品卸売業，食品小売業，外食産業）と家庭系の食品ロス推計値の推移を図 1.7 に示した．食品ロスへの関心が高まっており，事業系，家庭系ともに食品ロスはわずかに減少する傾向はみられる．しかし，日本では食べられないで捨てられる食品ロス量は合計で600万トンと推定されている．カロリーベース食料自給率が40％を切っている日本の食品ロス量は2009年にナミビア，リベリア，コンゴの3か国の食品用の食料量と同じレベルの量である．

ナミビア，リベリア，コンゴ
- ナミビア（人口230万人，2013年）
- リベリア（人口430万人，2013年）
- コンゴ（人口6,750万人，2013年）

いずれも，アフリカ大陸の国である．

Column 商習慣と食品ロス

日本の商習慣では，賞味期限の1/3以内までに商品を小売店に入荷し（納入期限または店着期限），賞味期限が2/3残る日まで商品を販売，賞味期限が残り1/3を切ると店頭から撤去したり値引き販売したりするという「3分の1ルール」がある．図 1.8 に賞味期限が6か月の商品を例に示した．この商習慣は世界でも厳しいルールで，アメリカでは賞味期限の1/2が納入期限，フランスやイタリアでは賞味期限の2/3残っている期間が納入期限となっている．

日本では2012（平成24）年に，食品ロス削減のための商習慣検討ワーキングチームが発足した．日本における食品ロスをなくすため，現在，アメリカと同じ賞味期限1/2残しでの商品販売の実証実験を参加企業で行っている．

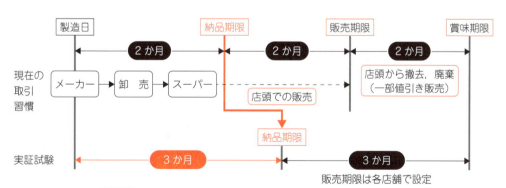

図 1.8 納品期限（店着期限）改善による食品ロス低減の実証例

食品ロス削減に向けて～「もったいない」を取り戻そう！～，農林水産省平成25年9月資料を改変．
http://www.maff.go.jp/j/shokusan/recycle/syoku_loss/pdf/0902shokurosu.pdf

3.2 食品ロスは地球資源を無駄にする

スーパーマーケットに並んでいる野菜一つをみても，土地を耕し肥料や農薬を使い収穫するためのコスト（材料費，労働力）と野菜を運ぶための流通コストがかかっている．地元野菜でもビニールハウス栽培では，ハウスを維持するための労力やエネルギーのコストがかかっている．

海外を含む遠方から野菜を運んできた場合は，輸送や一定の温度に保つためのエネルギーと労働力のコストが膨大にかかる．加工食品であれば，工場まで原材料を運ぶコスト，製造するコスト，製品を小売店まで運搬するエネルギーと労働力のコストがかかる．このようにしてつくられた食品を，食べることができる状態で廃棄することは，膨大な地球資源を棄てていることと同じである．

3.3 食品ロスをなくす日本の取組み

食品ロスを生み出す原因として，① 新商品投入などで不要になった商品（定番カット），② 期限表示期間切れ，③ 商習慣による返品や廃棄，④ 製造段階での印字ミスや流通段階での汚損，がおもな原因とされている．現在，国と業界団体が食品ロスをなくす取組みを行っている（コラム参照）．

3.4 食品ロスをなくす世界の取組み

食品廃棄や食品ロスは，世界全体からみると飢餓とつながっている．FAO の「世界の食料不安の現状 2015 年報告」によると，世界では 7 億 9,500 万人の人々が栄養不足に苦しんでいる（約 9 人に 1 人の割合）．FAO では，食料にするために生産した食料の 3 分の 1 程度が捨てられていると推定しており，世界の栄養不足（≒食料不足）の大きな原因であることから，世界規模での食料ロスと食品廃棄をなくす取組みを行っている．一般的に，先進国と発展途上国では食品ロスや食品廃棄の発生する原因が異なっており，それぞれの原因に対応したアプローチが必要となっている．日本の場合は，食料自給率が 40 % を下回っており，海外から輸入する食品が多いことから，食品ロスが発生すると世界中の食料需給に悪影響を与えかねないのである．国連の持続可能な開発目標（SDGs, Sustainable Development Goals）の目標 12「つくる責任　つかう責任」のターゲットの一つとして「2030 年までに小売・消費レベルにおける世界全体の一人あたりの食料の廃棄を半減させ，収穫後損失などの生産・サプライチェーンにおける食品ロスを減少させる」と数値目標を含めた食品ロスの問題は掲げられている．

4 日本の伝統的食文化と郷土食

民俗学者の柳田国男は日本の文化は「ハレとケの文化」であるとしたが，

フード・マイレージ

遠方から運んでくる農産物にかかるコストを比較する一つの方法がフード・マイレージである．フード・マイレージは，食品の重量×輸送距離で算出する．

食品だけでなく，私たちの消費活動全体によって生じた環境への負荷をその消費に必要な土地面積に換算したエコロジカル・フットプリントという指標もある．

印字ミスによる食品ロス

単純な印字ミスだけではなく，たとえば義務表示である期限表示が印字されない場合は商品としては廃棄することになる．

FAO
国際連合食糧農業機関

「世界の食料不安の現状 2015 年報告」，FAO
http://www.jaicaf.or.jp/fileadmin/user_upload/publications/FY2015/SOFI2015-J.pdf

先進国と発展途上国における食品ロス

一般的に，流通網（とくに食品を冷蔵や冷凍で輸送するコールドチェーン）の発達した先進国では，食べ残しや期限切れになる廃棄が多く，発展途上国では輸送中や店頭で腐敗することによる廃棄が多い．

この考え方は食生活にも広く受け入れられている．

　四季の変化に伴う年中行事や成人，結婚といった人生において特別な行事を「ハレの日」，それ以外の日常を「ケの日」とよび，それに伴う食事が日本独特の食習慣を生んでいる．

4.1　日本の伝統行事と行事食

　春夏秋冬の四季が明確な日本では，季節の変化と連動した「ハレの日」がある．新年を祝う正月に加え，中国の陰陽五行説に由来するとされる五節句が伝統的な日本の文化として根付いた．さらに，現在では節分（2月3日），お彼岸（春分の日と秋分の日），月見（9月15日），七五三（11月15日），大晦日（12月31日）などがおもな「ハレの日」である．

　これらのハレの日には特別な食事が用意され，日本の代表的な行事食になっている．表1.4に代表的なハレの行事と関連する食品や料理を示した．ハレの日の行事食においても，おもな食品は米である．ケの食事のように米を粒食で食べるのではなく，搗いてペースト状にしたり（もち），米粉にしてから加工したり（団子），発酵させたり（酒），加工に手間をかけたものを使用している．

4.2　無形文化遺産としての和食と今の「日本食」

　2013年（平成25）12月に，和食がユネスコ無形文化遺産に登録された．自然を尊ぶ日本人の気質に基づいた食に関する習わしが，「和食：日本の伝統的な食文化（WASHOKU：traditional dietary culture of the Japanese, notably for the celebration of New Year）」として登録されている．無形文化遺産として登録されたのは，① 日本人は自然を尊重した食文化をもっていること，② 正月を始めとした，年中行事と密接に関わった食事の時間を共にする（供食）を通して，家族や地域とのきずなの強化に役立っていること，といった世界の他の国にない食文化の特徴をもっているためである．

　さらに，和食の特徴として，

① 出汁（こんぶ，かつお節など）の文化に代表される，多様で新鮮な食材とそのもち味を活かす調理方法．
② 動物性脂肪を多用しない一汁三菜を基本とした，栄養バランスに優れた健康的な食生活．
③ 美しい盛り付けや，季節に合った什器（うつわ）を使用することに代表されるように，自然の美しさや移ろいを，食を通じて表現していること．
④ 表1.4に示すような年中行事と関わる食．

があげられている．

　和食がユネスコ無形文化遺産に登録されたことを受けて，2020年まで

表1.4
年中行事と代表的な食品や料理

行事	代表的な食品・料理
正月	もち 若水（わかみず） 雑煮 おせち料理
人日	七草がゆ
節分	煎り豆（勝栗（かちぐり），搗栗（かちぐり））
上巳	白酒 菱餅 草餅
端午	しょうぶ酒 ちまき 柏もち
七夕	そうめん
重陽	茶酒 くり飯
七五三	千歳あめ
冬至	冬至がゆ 冬至かぼちゃ
大晦日	年越しそば

参考：岡田 哲，『食の文化を知る事典』，東京堂出版（1998）．

五節句

次の1月7日，3月3日，5月5日，7月7日，9月9日のことである．江戸時代に式日として定められ，明治に入って廃止されたが，民間の風習として残っている．

- 人日（じんじつ）：1月7日，七草粥を食べることで知られる．
- 上巳（じょうし）：3月3日，桃の節句．
- 端午（たんご）：5月5日，端午の節句．
- 七夕（しちせき）：7月7日，七夕（たなばた）．
- 重陽（ちょうよう）：9月9日，菊の節句．

第1章 人間と食品

表1.5 農山漁村の郷土料理百選

都道府県名	農山漁村の郷土料理百選			都道府県名	農山漁村の郷土料理百選		
北海道	ジンギスカン	石狩鍋	ちゃんちゃん焼き	滋賀県	ふなずし	鴨鍋	
青森県	いちご煮	せんべい汁		京都府	京漬物	賀茂なすの田楽	
岩手県	わんこそば	ひっつみ		大阪府	箱寿司	白みそ雑煮	
宮城県	ずんだ餅	はらこ飯		兵庫県	ぼたん鍋	いかなごのくぎ煮	
秋田県	きりたんぽ鍋	稲庭うどん		奈良県	柿の葉ずし	三輪そうめん	
山形県	いも煮	どんがら汁		和歌山県	鯨の竜田揚げ	めはりずし	
福島県	こづゆ	にしんの山椒漬		鳥取県	かに汁	あごのやき	
茨城県	あんこう料理	そぼろ納豆		島根県	出雲そば	しじみ汁	
栃木県	しもつかれ	ちたけそば		岡山県	ばらずし	ままカリずし	
群馬県	おっきりこみ	生芋こんにゃく料理		広島県	かきの土手鍋	あなご飯	
埼玉県	冷汁うどん	いが饅頭		山口県	ふく料理	岩国寿司	
千葉県	太巻き寿司	いわしのごま漬		徳島県	そば米雑炊	ぼうぜの姿寿司	
東京都	深川丼	くさや		香川県	讃岐うどん	あんもち雑煮	
神奈川県	へらへら団子	かんこ焼		愛媛県	宇和島鯛めし	じゃこ天	
新潟県	のっぺい汁	笹寿司		高知県	かつおのたたき	皿鉢料理	
富山県	ますずし	ぶり大根		福岡県	水炊き	がめ煮	
石川県	かぶらずし	治部煮		佐賀県	呼子いかの活きづくり	須古ずし	
福井県	越前おろしそば	さばのへしこ		長崎県	卓袱料理	具雑煮	
山梨県	ほうとう	吉田うどん		熊本県	馬刺し	いきなりだご	からしれんこん
長野県	信州そば	おやき		大分県	ぶりのあつめし	ごまだしうどん	手延べだんご汁
岐阜県	栗きんとん	朴葉みそ		宮崎県	地鶏の炭火焼き	冷や汁	
静岡県	桜えびのかき揚	うなぎの蒲焼		鹿児島県	鶏飯	きびなご料理	つけあげ
愛知県	ひつまぶし	みそ煮込みうどん		沖縄県	沖縄そば	ゴーヤーチャンプルー	いかすみ汁
三重県	伊勢うどん	てこね寿司		計	99品		

http://www.maff.go.jp/j/nousin/kouryu/kyodo_ryouri/pdf/itiran.pdf

の第3次食育推進基本計画において食文化の継承に向けた食育の推進が盛り込まれた．具体的な計画として，① 地域の食品を生かした郷土料理や伝統料理，② 地域や家庭で受け継がれてきた料理，③ 箸の使い方を含む食べ方や作法，を食育活動や日常の生活を通じて，周囲の人たちに伝える活動を広めるとしている．

4.3 日本の代表的な郷土食

郷土食は，財団法人農村開発企画委員会によると「それぞれの地域独特の自然風土・食材・食習慣・歴史文化などを背景として，地域の人々の暮らしの中での創意工夫により必然的に生まれたもので，家族への愛情や地域への誇りをもちながらつくり続けられ，かつ地域の伝統として受け継がれてきた調理・加工方法による料理」と定義されている．この定義によると，ハレの行事食に比べ，現在でも伝わっている日常的な食事（ケの食）の一部を反映していると考えることができる．

農林水産省を中心に，地域の郷土料理をリストアップしたものが「農山漁村の郷土料理百選」である（表 1.5）．全国から郷土料理をつのり，各都道府県から2から3種類の郷土料理が99品リストアップされている．郷土料理百選に選ばれたものを中心に，学校給食の献立にも取り入れられている．これは，地域食文化を受け継ぐことを目的とした食育の一環である．郷土食についても，広い意味での和食であると考え，食育活動を通じて広めて行く必要がある．

郷土料理百選
最後の一品はそれぞれの想いで選ぶという構成になっている．

Column

カレーライス，ハンバーグ，ラーメンは和食だろうか

現在の日本の食生活にとって，これらの料理は代表的な日常食の一つである．これらの料理が和食に含まれるのかについては，専門家の間でも議論がある．守り伝えて行く食文化としての和食という視点からは，これらの料理を含めるのには現段階では無理があるだろう．ただし，和食は古くは中国の影響を，江戸末期からはオランダを始めとする欧州の食文化を巧みに取り入れてきたという経緯がある．一汁三菜を基本とした，自然を尊重した食文化の代表として，上記の料理が将来日本食として語られる可能性はゼロではない．

この議論とは直接関係ないが，セントラルキッチンシステムで供給されることが想定される調理済み食品として食品成分表（八訂）18群に収載されている調理済み流通食品類のうち，和風料理は16食品，洋風料理は27食品である．

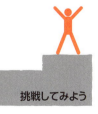

挑戦してみよう

練習問題を解いてみよう
https://www.kagakudojin.co.jp/book/xxxxxxx.html

第2章

食品成分表2020(八訂)を使いこなすために

この章で学ぶポイント

★ 私たちの健康の維持・増進を図るため，食品にどのような成分がどの程度含まれているかを理解しておこう．

★ 最新の食品成分表の目的と収載項目，成分の測定法を学ぼう．

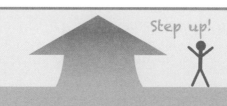

◆学ぶ前に復習しておこう◆ (ちょっと)

食品の機能
食品の一次機能(栄養素としての機能)，二次機能(嗜好，食感に関する機能)，三次機能(生体調節機能)がある．

水分活性
食品に含まれる自由水の割合のことで，食品の保存性と関連する．

一般成分
食品成分表2020(八訂)には6項目が示されている．それぞれあげてみよう．

ビタミン，ミネラル
ビタミン・ミネラルにはどのような種類があるか，それぞれあげてみよう．

1 食品成分表の目的

日本食品標準成分表は1950(昭和25)年に初めて公表された．これは，終戦後の国民の栄養摂取量の把握とそれに対応する食糧需給計画の策定のためといわれている．その後，日本の高度成長とともに食環境が多様化した．食品数の増加や国民の栄養知識の広がりおよび分析技術の向上に伴い，ビタミンなどの項目の拡充あるいは成分数値の見直しなど，時代の要請に応えながら改訂が行われてきた(表2.1)．

最新の**日本食品標準成分表2020年版(八訂)**(以降「食品成分表(八訂)」と略す)は，2020(令和2)年12月に文部科学省科学技術・学術審議会資源調査分科会より公表された．同時に「日本食品標準成分表2020年版(八訂)アミノ酸成分表編(以降「アミノ酸成分表2020」)」，「同脂肪酸成分表編(以降「脂肪酸成分表2020」)」，「同炭水化物成分表編(以降「炭水化物成分表2020」)」が公表され，食品中に含まれるそれぞれの成分組成について知ることが可能となった．

表2.1 日本食品標準成分表の沿革

名称	公表年	食品数	成分項目数
日本食品標準成分表	1950(昭和25)年	538	14
改訂日本食品標準成分表	1954(昭和29)年	695	15
三訂日本食品標準成分表	1963(昭和38)年	878	19
四訂日本食品標準成分表	1982(昭和57)年	1,621	19
五訂日本食品標準成分表	2000(平成12)年	1,882	36
五訂増補日本食品標準成分表	2005(平成17)年	1,878	43
日本食品標準成分表2010	2010(平成22)年	1,878	50
日本食品標準成分表2015年版(七訂)	2015(平成27)年	2,191	52
同　追補2016年	2016(平成28)年	2,222	53
同　追補2017年	2017(平成29)年	2,236	53
同　追補2018年	2018(平成30)年	2,294	54
同　データ更新2019年	2019(令和元)年	2,375	54
日本食品標準成分表2020年版(八訂)	2020(令和2)年	2,478	54

日本食品標準成分表2020年版(八訂)．

表2.2 日本食品標準成分表の目的

分野	具体例
給食	学校・病院での栄養管理
行政	日本人の食事摂取基準策定のための基礎資料 食料需給表策定のための基礎資料
教育	中等教育における家庭科，保健体育など 高等教育における栄養学科，食品学科など
研究	栄養学，食品学，家政学，生活科学，医学，農学など
産業	加工食品の成分推定，メニュー開発
家庭	献立作成，栄養管理

日本食品標準成分表は広く食品成分に関する基礎データを提供する役割を果たしており，関係各方面で幅広く活用されている．近年，加工食品などへの栄養成分表示の義務化の流れの中で，栄養成分を合理的に推定するための基礎データとしても利用されている（表2.2）．

2 食品成分表（八訂）における成分値の扱い

2.1 1食品1標準成分値の原則

食品成分表は日常摂取する食品について幅広く利用することを目的とするため，個々の食品成分値より標準的な成分値を収載することが必要である．これは，わが国において年間を通して普通に摂取する場合の全国的な平均値を採用することを意味する．原材料的食品のほとんどは動植物に由来し，その成分値は品種や生育環境などに影響される．加工・調理食品は原材料の配合比率や加工方法，調理方法などの影響が大きい．

食品成分表はこれらの変動要因を十分に考慮した上で，標準的な成分値としてただ一つ定める，**1食品1標準成分値**の原則に則(のっと)っている．

2.2 数値の表示方法

成分値はすべて可食部100 gあたりの値として表示される．各成分の値

表2.3 収載成分項目と単位

項目			単位	項目			単位
廃棄率			%	ビタミン	ビタミンA	レチノール	
エネルギー			kJ			α-カロテン	
			kcal			β-カロテン	
水分						β-クリプトキサンチン	μg
たんぱく質	アミノ酸組成によるたんぱく質		g			β-カロテン当量	
	たんぱく質					レチノール活性当量	
脂質	脂肪酸のトリアシルグリセロール当量				ビタミンD		
	コレステロール		mg		ビタミンE	α-トコフェロール	
	脂質					β-トコフェロール	mg
炭水化物	利用可能炭水化物	利用可能炭水化物（単糖当量）				γ-トコフェロール	
		利用可能炭水化物（質量計）				δ-トコフェロール	
		差引き法による利用可能炭水化物	g		ビタミンK		μg
	食物繊維総量				ビタミンB₁		
	糖アルコール				ビタミンB₂		
	炭水化物				ナイアシン		mg
有機酸					ナイアシン当量		
灰分					ビタミンB₆		
無機質	ナトリウム				ビタミンB₁₂		μg
	カリウム				葉酸		
	カルシウム				パントテン酸		mg
	マグネシウム				ビオチン		μg
	リン		mg		ビタミンC		mg
	鉄			アルコール			g
	亜鉛			食塩相当量			
	銅						
	マンガン						
	ヨウ素						
	セレン		μg				
	クロム						
	モリブデン						

第2章　食品成分表2020(八訂)を使いこなすために

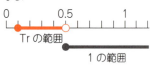
「Tr」の範囲
最小記載量が1の場合，次のようになる．

において「－」は未測定，「0」は食品成分表の最小記載量の1/10(ヨウ素，セレン，モリブデンは3/10，ビオチンは4/10)未満または未検出，「Tr(微量，トレース)」は最小記載量の1/10以上かつ5/10未満であることをそれぞれ示している．

食塩相当量の「0」は，算出値が最小記載量(0.1 g)の5/10未満であることを示している．また，未測定であるが文献などにより含まれていないと推定される場合は「(0)」と記載される．「アミノ酸組成によるたんぱく質」，「トリアシルグリセロール当量」および「利用可能炭水化物(単糖当量)」については，別冊のアミノ酸成分表，脂肪酸成分表または炭水化物成分表に収載されていない食品は「－」と記載される．収載成分項目と単位を**表2.3**に示す．

3　食品成分の測定と算出方法

食品成分の測定方法は，「日本食品標準成分表2020年版(八訂)分析マニュアル)(文部科学省科学技術・学術審議会資源調査分科会)として文部科学省より公表されている．

3.1　エネルギー

食品のエネルギー値は，原則として，FAO/INFOODSの推奨する方法に準じて，可食部100 gあたりのアミノ酸組成によるたんぱく質，脂肪酸のトリアシルグリセロール当量，利用可能炭水化物(単糖当量)，糖アルコール，食物繊維総量，有機酸及びアルコールの量(g)に各成分のエネルギー換算係数(**表2.4**)を乗じて，100 gあたりのkJ(キロジュール)及びkcal(キロカロリー)を算出している．食品成分表2015までは，kcal単位のエネルギーに換算係数4.184を乗じてkJ単位のエネルギーを算出していたが，FAO/INFOODSでは，kJ単位あるいはkcal単位のエネルギーの算出は，それぞれに適用されるエネルギー換算係数を用いて行うことを推奨していることから，その方法を採用している．

エネルギーの計算における利用可能炭水化物の取り扱いついては注意が必要である．原則，利用可能炭水化物(単糖当量)により算出されるが，成分値の確からしさを評価した結果等に基づき，差引き法による利用可能炭水化物を用いることがある．

3.2　一般成分

一般成分とは，**水分**，成分項目郡「**たんぱく質**」に属する成分，成分項目郡「**脂質**」に属する成分(ただし，コレステロールを除く)，成分項目郡「**炭水化物**」に属する成分，**有機酸**および**灰分**をいう．

表2.4 各成分のエネルギー換算係数

成分名	換算係数(kJ/g)	換算係数(kcal/g)
アミノ酸組成によるたんぱく質／たんぱく質*	17	4
脂肪酸のトリアシルグリセロール当量／脂質*	37	9
利用可能炭水化物（単糖当量）	16	3.75
差引き法による利用可能炭水化物*	17	4
食物繊維総量	8	2
アルコール	29	7
糖アルコール		
ソルビトール	10.8	2.6
マンニトール	6.7	1.6
マルチトール	8.8	2.1
還元水あめ	12.6	3.0
その他の糖アルコール	10	2.4
有機酸		
酢酸	14.6	3.5
乳酸	15.1	3.6
クエン酸	10.3	2.5
リンゴ酸	10.0	2.4
その他の有機酸	13	3

文部科学省「日本食品標準成分表2020年版」(八訂) より.

＊アミノ酸組成によるたんぱく質，脂肪酸のトリアシルグリセロール当量，利用可能炭水化物（単糖当量）の成分値がない食品では，それぞれたんぱく質，脂質，差引き法による利用可能炭水化物の成分値を用いてエネルギーの計算を行う．利用可能炭水化物（単糖当量）の成分値がある食品でも，水分を除く一般成分値等の合計値と100gから水分を差引いた乾物値との比が一定の範囲に入らない食品の場合には，利用可能炭水化物（単糖当量）に代えて，差引き法による利用可能炭水化物を用いてエネルギー計算をする．

（1） 水分

水分測定には通常**加熱乾燥法**が用いられる．乾燥法は加熱前後の重量差を水分とみなすもので，操作が簡便で水分測定の基本法となっている．一般的な食品では105℃の加熱温度で処理する．ただし水とでん粉質が強く結び付き蒸発しにくい穀物類では，135℃の高温で乾燥する．水分の除去が不十分になりやすい食品には精製ケイ砂のような乾燥助剤が用いられる．加熱乾燥法は水分とともにアルコールや酢酸も揮発するため，これらの物質を含む食品では，別途アルコールと酢酸の重量を差し引く必要がある．

そのほか，化学的水分定量法として，水に反応して定量的に消費されるKF試薬（カールフィッシャー試薬）を滴定する**カールフィッシャー法**がある．微量の水分に鋭敏に反応するため水分含量の少ない食品に適用される．油分を多く含む香辛料類には蒸留法が用いられる．

（2） たんぱく質

「たんぱく質」に属する成分項目は，**アミノ酸組成によるたんぱく質**と**たんぱく質**が併記されている．

アミノ酸組成によるたんぱく質は，アミノ酸成分表2020の各アミノ酸量に基づき，アミノ酸の脱水縮合物量（アミノ酸残基の総量）として算出される．

たんぱく質は分子内に一定の割合で窒素を含み，その含有率は約16％

窒素-たんぱく質換算係数
食品ごとに設定される（小麦粉 5.70，こめ 5.95，だいず 5.71，チーズを含む乳製品 6.38 など），規定がない食品には 6.25 が適用される．

国家試験ワンポイントアドバイス
窒素-たんぱく質換算係数は食品ごとに個別に決まっている．

カフェイン，テオブロミン，硝酸態窒素
どれも分子内に窒素 N を含む．

であるとされている．したがって食品の全窒素量を測定し，**窒素-たんぱく質換算係数**を乗じることでたんぱく質を算出している．

たんぱく質の全窒素は**改良ケルダール法**または燃焼法（改良デュマ法）により測定する．改良ケルダール法には，マクロ改良ケルダール法，セミミクロ改良ケルダール法など多くの改変法があるが，硝酸窒素化合物を多く含む野菜類にはサリチル酸添加改良ケルダール法が適用される．

これらの測定値にはたんぱく質に由来しない窒素が含まれるため，コーヒーおよびチョコレート類のカフェインとテオブロミン，野菜類の硝酸態窒素，茶類のカフェインおよび硝酸態窒素をそれぞれ差し引いてたんぱく質を算出している．

（3） 脂質

「脂質」に属する成分項目は，**脂肪酸のトリアシルグリセロール当量，コレステロール，脂質**が収載されている．

トリアシルグリセロール当量は，脂肪酸成分表 2020 の各脂肪酸量をトリアシルグリセロール当量に換算し合算して算出される．ただし未同定の脂肪酸は含まれていない．

コレステロールは，食品をけん化処理後，不けん化物を抽出分離してガスクロマトグラフィー（水素炎イオン化検出）により測定する．

脂質はアルコール可溶性の有機化合物の重量として測定する．これにより測定される成分はおもに中性脂肪であるが，リン脂質やステロイド，脂溶性ビタミンなども含んでいる．測定には**ソックスレー抽出法**（ジエチルエーテル抽出法）を用いる．穀類やいも類など組織成分と強固に結合しているものでは，酸分解後抽出する酸分解法が適する．

そのほか，ヘキサン-イソプロパノール法またはフォルチ法，乳類には国際的基準法である**レーゼゴットリーブ法**を用いている．

（4） 炭水化物

「炭水化物」に属する成分は，エネルギーとしての利用性に応じて細分化され，**利用可能炭水化物（単糖当量），利用可能炭水化物（質量計），差引き法による利用可能炭水化物，食物繊維総量，糖アルコール**および**炭水化物**の 6 項目が収載されている．

① 利用可能炭水化物（単糖当量）

エネルギー計算に用いるため，でん粉，ぶどう糖，果糖，ガラクトース，しょ糖，麦芽糖，乳糖，トレハロース，イソマルトース，80％エタノールに可溶性のマルトデキストリン及びマルトトリオースなどのオリゴ糖類等を直接分析又は推計した利用可能炭水化物（単糖当量）が収載されている．この成分値は，各成分を単純に合計した質量ではなく，でん粉及び 80％エタノールに可溶性のマルトデキストリンには 1.10 の係数を，マルトトリオース等のオリゴ糖類には 1.07 の係数を，二糖類には 1.05 の係数を乗

じて，単糖の質量に換算してから合計したものである．

② 利用可能炭水化物（質量計）

利用可能炭水化物（単糖当量）と同様に，でん粉，ぶどう糖，果糖，ガラクトース，しょ糖，麦芽糖，乳糖，トレハロース，イソマルトース，80％エタノールに可溶性のマルトデキストリン及びマルトトリオース等のオリゴ糖類等を直接分析又は推計した値で，これらの質量の合計である．この値はでん粉，単糖類，二糖類，80％エタノールに可溶性のマルトデキストリン及びマルトトリオース等のオリゴ糖類の実際の摂取量となる．

③ 差引き法による利用可能炭水化物

100 gから，水分，アミノ酸組成によるたんぱく質（この収載値がない場合には，たんぱく質），脂肪酸のトリアシルグリセロール当量として表した脂質（この収載値がない場合には，脂質），食物繊維総量，有機酸，灰分，アルコール，硝酸イオン，ポリフェノール（タンニンを含む），カフェイン，テオブロミン，加熱により発生する二酸化炭素等の合計(g)を差し引いて求めている．本項目は，利用可能炭水化物（単糖当量，質量計）の収載値がない食品及び水分を除く一般成分等の合計値が乾物量に対して一定の範囲にない食品において，利用可能炭水化物に由来するエネルギーを計算するために用いる．

このように，食品成分表（八訂）では，利用可能炭水化物由来のエネルギーの計算に用いる成分項目が一定していない．つまり，エネルギーの計算には利用可能炭水化物（単糖当量）あるいは差引き法による利用可能炭水化物のいずれかを用いている．

④ 食物繊維総量

食物繊維は，「人の消化酵素で消化されない食品中の難消化性成分の総体」と定義され，AOAC. 2011. 25法（酵素-重量法・液体クロマトグラフ法）により総量が収載される．従来のプロスキー変法による成分値や水溶性食物繊維，不溶性食物繊維などの内訳については炭水化物成分表2020に収載されている．

⑤ 糖アルコール

あらたに，成分項目群「炭水化物」に，エネルギー産生成分として糖アルコールを収載している．糖アルコールは，食品成分表2015の炭水化物に含まれる成分であるが，食品成分表（八訂）では利用可能炭水化物には含まれていない．

⑥ 炭水化物

炭水化物は，従来同様いわゆる「差引き法による炭水化物」で，［炭水化物＝100－（水分＋たんぱく質＋脂質＋灰分）］により求められる．ただし，硝酸イオン，アルコール，酢酸，ポリフェノール（タンニンを含む），カフェインおよびテオブロミンを多く含むものは，これらの含量も差引いて算出

国家試験ワンポイントアドバイス

食物繊維には，植物由来でないものも含まれる．
例：キトサン，キチンなど．

している．魚介類，肉類，および卵類にはわずかしか含まれておらず，差引き法による算出が不適当なため，アンスロン－硫酸法により全糖量を直接測定している．本項目は，利用可能炭水化物と違い食物繊維を含むことに注意が必要である．

（5）有機酸

食品成分表 2015 では，有機酸のうち酢酸についてのみ，エネルギー産生成分と位置づけていたが，食品成分表（八訂）では，既知のすべての有機酸をエネルギー産生成分としている．従来は，酢酸以外の有機酸は，差引き法による炭水化物に含まれていたが，この整理に伴い，食品成分表（八訂）では，炭水化物とは別に，有機酸を収載した．この有機酸には，従来の酢酸の成分値も含まれている．

（6）灰分

灰分は，食品を550℃で加熱して有機物と水分を除去した残分として測定される（550℃**直接灰化法**）．この値は食品中の無機質の総量にほぼ等しい．完全に一致しないのは灰化による硫黄や塩素の揮発や炭酸塩が生じるからである．灰分値は差引き法による炭水化物の算出に用いられる．

（7）無機質

① ナトリウム，カリウム

試料を希酸抽出したもの，あるいは乾式灰化法により調製した灰分を希塩酸に溶解したのち**原子吸光法**で測定する．最近では，分析感度が高い**誘導プラズマ発光分析法**（ICP法）も適用される．

② カルシウム，マグネシウム

乾式灰化法により試料溶液を調製し，干渉抑制剤（ランタンなど）を添加した後，原子吸光法または誘導プラズマ発光分析法により測定する．カルシウム含量が高い試料には過マンガン酸カリウム容量法を用いる．

③ リン

乾式灰化法により処理後，バナドモリブデン酸吸光光度法，モリブデン酸ブルー吸光光度法または誘導プラズマ発光分析法により測定する．

④ 鉄，亜鉛，銅，マンガン

乾式灰化法により試料溶液を調製し，原子吸光法または誘導プラズマ発光分析法により測定する．食品中の亜鉛，銅，マンガン含量が低い場合は，キレート抽出により濃縮する．鉄分析では，食塩濃度が高い食品にはオルトフェナントロリン吸光光度法を適用する．

⑤ ヨウ素，セレン，クロム，モリブデン

ヨウ素はアルカリ抽出法によって，セレン，クロム，モリブデンはマイクロ波による酸分解法で試料溶液を調製する．食品中の含有量が微量であるため，分析感度の高い誘導プラズマ発光分析法により測定する．

無機質とミネラル
食品成分表（八訂）では無機質，食事摂取基準（2020年版）ではミネラル．同じものである．

(8) ビタミン

ビタミンの測定はそれぞれの成分に適した試料調製を行った後，一部のビタミンをのぞき高速液体クロマトグラフ法により実施する．

① ビタミンA

ⅰ) レチノール

レチノールはビタミンA効力をもつ代表的な成分である．成分値は異性体の分離を行わず，全トランスレチノール相当量を記載している．

ⅱ) α-カロテン，β-カロテン，β-クリプトキサンチン

カロテノイド色素の中にはヒトの体内でレチノールに変換されビタミンA効力を発揮する物質があり，プロビタミンAとよばれている．プロビタミンAにはもっとも効力が高い**β-カロテン**のほか，**α-カロテン**および**β-クリプトキサンチン**が存在する．成分表には，これらのプロビタミンAをそれぞれ表示するとともにβ-カロテン当量を算出している．

$$\beta\text{-カロテン当量}(\mu g) = \beta\text{-カロテン}(\mu g) + 1/2\,\alpha\text{-カロテン}(\mu g) + 1/2\,\beta\text{-クリプトキサンチン}(\mu g)$$

ⅲ) レチノール活性当量

食品の総ビタミンA効力を**レチノール活性当量**として示している．β-カロテンの生体利用率は吸収率や転換効率を考慮して1/12としている．

$$\text{レチノール活性当量}(\mu g RAE) = \text{レチノール}(\mu g) + 1/12\,\beta\text{-カロテン当量}(\mu g)$$

RAE
retinol activity equivalents の略語

② ビタミンD

ビタミンDは，植物性食品に含まれるビタミンD_2(**エルゴカルシフェロール**)と動物性食品に含まれるビタミンD_3(**コレカルシフェロール**)に大別されるが，成分表には合計値が示される．

国家試験ワンポイントアドバイス

エルゴカルシフェロール → 植物性食品
コレカルシフェロール → 動物性食品

③ ビタミンE

食品に含まれるビタミンEは**α-，β-，γ-，δ-トコフェロール**の4種類である．成分表にはそれぞれの成分値が示される．

国家試験ワンポイントアドバイス

食事摂取基準(2020年版)では，ビタミンEはα-トコフェロール量で示されている．

④ ビタミンK

ビタミンK_1(**フィロキノン**)とビタミンK_2(**メナキノン類**)があり，その総量が記載されている．原則として，ビタミンK_2の測定値にはメナキノン-4の値が用いられる．

国家試験ワンポイントアドバイス

フィロキノン → 植物性食品
メナキノン → 発酵食品

⑤ ビタミンB_1，ビタミンB_2

ビタミンB_1は**チアミン**，ビタミンB_2は**リボフラビン**の測定値として収載される．チアミン値にはチアミン塩酸塩相当量が用いられる．

⑥ ナイアシン，ナイアシン当量，ビタミン B_6，ビタミン B_{12}，葉酸，パントテン酸，ビオチン

これらのビタミンは**微生物的定量法**により測定される．この測定法は，それぞれのビタミンに要求性をもつ乳酸菌や酵母の生育度を利用するものである．ナイアシンは**ニコチン酸**と**ニコチン酸アミド**の総称であり，ニコチン酸相当量として示されている．ビタミン B_6 は**ピリドキシン**，**ピリドキサール**，**ピリドキサミン**からなりピリドキシン相当量を収載する．ビタミン B_{12} は**シアノコバラミン**，**メチルコバラミン**，**アデノシルコバラミン**，**ヒドロキソコバラミン**などからなり，シアノコバラミン相当量が示される．

⑦ ビタミンC

食品中のビタミンCは，**アスコルビン酸**(還元型)と**デヒドロアスコルビン酸**(酸化型)の合計値として示される．

(9) アルコール

アルコールは，従来と同様，エネルギー産生成分と位置づけている．し好飲料及び調味料に含まれるエチルアルコールの量を収載している．

(10) 食塩相当量

食塩相当量はナトリウム量に 2.54 を乗じることにより算出する．日本食品標準成分表では，ナトリウムは(mg)，食塩相当量は(g)で表示されるため注意が必要である．

食塩相当量は食塩のほか，グルタミン酸ナトリウム，アスコルビン酸ナトリウム，リン酸ナトリウムなどを含む．換算係数の 2.54 は食塩(NaCl)の式量〔58.44〕/ナトリウムの原子量〔22.99〕により求めたものである．

(11) 備考欄

食品の内容と各成分値に関係の深い事項について記載される．記載事項は，① 食品の別名，性状，廃棄部位，加工食品の材料名，主原材料の配合割合，添加物の内容，② 硝酸イオン，酢酸，カフェイン，ポリフェノール，タンニン，テオブロミンの含量，などである．

> **国家試験ワンポイントアドバイス**
> 栄養成分表示が義務化され，食塩相当量がg単位で示されている．

4 食品成分表(八訂)でのおもな変更点

4.1 エネルギーの算出方法の変更

従来の食品成分表 2015 では，エネルギー生産成分を，ケルダール法によるたんぱく質，ソックスレー法による脂質，差引き法による炭水化物など，間接分析により測定した後，食品ごとに異なるエネルギー換算係数を乗じてエネルギーを算出していた．食品成分表(八訂)では，原則として，FAO/INFOODS が推奨する，アミノ酸組成によるたんぱく質，脂肪酸のトリアシルグリセロール当量，利用可能炭水化物(単糖当量)などの組成に基づく成分(組成成分)を用いる計算方法をあらたに導入し，より実際のエ

ネルギー摂取量に近い値が得られるようになった．ただし，従来の方法で算出したエネルギー値との比較ができないことに注意が必要である．

4.2　成分項目の順序変更と整理

　エネルギーの算出方法が組成成分を用いる方法に変更されたことに伴い，アミノ酸組成によるたんぱく質，脂肪酸のトリアシルグリセロール当量，利用可能炭水化物（単糖当量）が各成分項目群の左側に配置されることとなった．

　また，脂肪酸に属する成分の飽和脂肪酸，一価不飽和脂肪酸，多価不飽和脂肪酸が削除され，脂肪酸成分表2020にのみ収載された．食物繊維に属する成分の水溶性食物繊維，不溶性食物繊維が削除され，炭水化物成分表2020にのみ収載されることとなった．

4.3　18群を「調理済み流通食品類」へ名称変更

　共働き世帯や単身世帯の増加などライフスタイルの変化により社会ニーズが高まっていることから，食品成分表2015において冷凍食品・レトルト食品で構成されていた18群「調理加工食品類」に，同成分表別途資料として収載されていた「**そう菜**」が加えられ，食品成分表（八訂）では「**調理済み流通食品類**」となった．

　収載食品数は，旧18群「調理加工食品類」の22食品から，新18群「調理済み流通食品類」では50食品となっている．

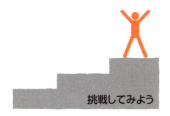

復習問題を解いてみよう
https://www.kagakudojin.co.jp

第3章

植物性食品

この章で学ぶポイント

★ 植物性食品の分類と特徴について学ぼう．
★ 動物性食品にはない栄養成分や機能性について理解しておこう．
★ 植物性食品を原料とした加工食品について学んでおこう．

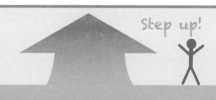

◆学ぶ前に復習しておこう◆

― 炭水化物 ―
炭水化物を構成するおもな糖の種類と，それぞれの特性について思い起こしておこう．

― 食物繊維 ―
食物繊維のさまざまな機能について思い起こしておこう．

― 色素成分 ―
植物性食品に含まれる色素成分の種類とそれらの機能について思い起こしておこう．

― アミノ酸価 ―
たんぱく質の栄養価の指標の考え方について思い起こしておこう．

第3章 植物性食品

1 穀類

穀類は，米，小麦，とうもろこしなどイネ科植物の種子とそば（タデ科の種子）を総称した食品名である．これら穀類の栽培は世界の耕地の約半分で行われており，年間27億7994万トン〔2013年（平成25）〕が生産されている．世界におけるおもな穀類は，とうもろこし（10億1811万トン）が第1位で，次いで米（もみ付き）（7億4090万トン），小麦（7億1590万トン）である．これらは三大穀類とよばれており，穀類の全生産量の89％を占めている（表3.1）．

日本では米，小麦，大麦，とうもろこし，ライ麦，えんばく，きび，ひえ，あわ，もろこし，はと麦，そばが生産あるいは輸入されている．日本の自給率は米だけ98.1％と高いものの，小麦は13.0％，大麦8.0％で，穀類全体では29.2％と低い〔2014年（平成26）〕．穀類のうち，米，小麦，大麦を除いたものを日本では**雑穀**とよぶ．

穀類がこのように重要な役割をなしているのは，① 環境適応性に富む，② 収穫量が多い，③ 種子の栄養価が高い，④ 食味が淡泊で常食に適する，⑤ 水分含量が少ないので貯蔵性に富む，⑥ 輸送などの取り扱いが容易である，などの特徴による．

> **国家試験ワンポイントアドバイス**
> 穀類に含まれる主要たんぱく質を問う問題は頻出である．

1.1 米（こめ）

米は日本人にとって主食として用いられ重要な食料で，粒食する数少ない穀類である．米には水田で栽培される**水稲**と，畑で栽培される**陸稲**があり（「おかぼ」ともいう），日本で栽培されている米のほとんどは水稲である．栽培種には**日本型（ジャポニカタイプ）**と**インド型（インディカタイプ）**がある．日本型は穀粒が丸く，米が粘る種類で，インド型は穀粒が細長く，粘らない種類である（図3.1）．

またでん粉のアミロースとアミロペクチンの割合から，**うるち（粳）米**と**もち（糯）米**に分類される．うるち米のでん粉はアミロース20〜30％，ア

> **国家試験ワンポイントアドバイス**
> うるち米でん粉ともち米でん粉のアミロースとアミロペクチンの割合の違いは，頻出である．

表3.1 おもな穀類の生産量 （1,000トン）

	世界	日本
米（もみ付き）	740,903	10,758
小麦	715,909	812
大麦	143,960	183
ライ麦	16,687	-
えん麦	23,881	0
とうもろこし	1,018,112	0

総務省統計局，「世界の統計2016」．

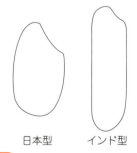

図3.1 米の形状（日本型とインド型）
参考：http://cropgenome.project.affrc.go.jp/ine/hinshu.html

ミロペクチン70～80％からなり，もち米はアミロペクチン100％からなる．

（1） 構造

米の構造を図3.2に示す．稲穂からもみを除去することを脱穀といい，米はもみ殻に覆われた状態で収穫される．玄米はもみ殻を除去したもので，玄米からぬか層と胚芽を取り除き，精白米にすることを**搗精**（精白，精米）という．一般的に米は**玄米**からぬか層と胚芽を除き，**精白米**として用いる．搗精して得られた米重量の，もとの玄米重量に対する割合を**搗精歩留り**という．通常の精白米の搗精歩留りは90～92％である．また，米は日本酒の原料に用いられており，日本酒原料米の搗精歩留りは90～50％である．

胚芽にはビタミンB_1などが豊富に含まれているため，搗精の際に胚芽を残した**胚芽米**も製造され，流通している．また，ぬか層は硬く，調理性に劣り，独特な匂いがあるが，栄養価は高いため，搗精歩留り94.7～96.1％の半つき米や搗精歩留り92.1～93.9％の七分つき米なども利用されている．

国家試験ワンポイントアドバイス
玄米や胚芽米と精白米での成分の違いは頻出である．

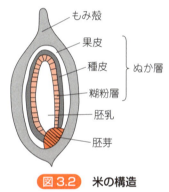

図3.2　米の構造
参考：全国調理師養成施設協会編，『オールフォト食材図鑑』，全国調理師養成施設協会（1996），p.19.

（2） 成分

主成分である炭水化物のほとんどはでん粉で，玄米で74.3％，精白米で77.2～77.6％を占めている．でん粉の主成分である**アミロース**（amylose）と**アミロペクチン**（amylopectin）の含有比率はうるち米，もち米によって異なる（上記参照）．その他の成分は，水分（14.9％），たんぱく質（玄米6.8％，精白米6.1～6.4％），脂質（玄米2.7％，精白米0.9～1.2％），食物繊維（玄米3.0％，精白米0.5％），灰分（玄米1.2％，精白米0.4％）である．

たんぱく質の約80％はグルテリン属の**オリゼニン**である．第一制限アミノ酸は**リシン**（リジン），第二制限アミノ酸はトレオニンである．

主要な構成脂肪酸は**オレイン酸**（$C_{18:1, n-9}$），**リノール酸**（$C_{18:2, n-6}$），**パルミチン酸**（$C_{16:0}$）である．長期間貯蔵すると遊離脂肪酸が増加しやすく（**古米化**），**古米臭**の原因になる．古米臭は，リノール酸やリノレン酸などの

第一制限アミノ酸
たんぱく質の栄養価を表す指標の一つに「アミノ酸価」がある．生体において必要なアミノ酸を基準とし，それと比較してアミノ酸がどれだけ不足しているかを表す．数値は，もっとも不足しているアミノ酸を割合（％）で示す．そのもっとも不足しているアミノ酸を第一制限アミノ酸，その次に不足しているアミノ酸を第二制限アミノ酸という．

脂肪酸の慣用記号
脂肪酸を簡単に表す際，「炭素数：二重結合数」で記す．また，不飽和脂肪酸の二重結合の位置を表すため，メチル基の炭素から数えて一つ目の二重結合をもつ炭素の番号を用いて「n-3」，「n-6」，「n-9」と記す．

第3章 植物性食品

> **国家試験ワンポイントアドバイス**
> 古米臭は脂質由来のアルデヒドが生成することによる（アルコール類ではないことに注意）.

自動酸化によってできるバレルアルデヒド（n-ペンタナール），カプロアルデヒド（n-ヘキサナール）などアルデヒド類を中心としたカルボニル化合物の割合が増えることによって生じる．古米化の防止方法として，低温貯蔵や炭酸ガス封入貯蔵などが行われている．

ビタミンB群は玄米に多く含まれているが，ぬか層に多く，搗精によりその約80%が失われてしまう．

（3）加工品

> **国家試験ワンポイントアドバイス**
> 穀類の加工品のうち，米の加工品が頻出である.

米は搗精した後に精白米として，おもに粒食で利用されるが，粉食の形でも利用されている．おもな米の加工品の特徴は下記のとおりである（表3.2）．

表3.2 米の加工品

	代表的な加工品
うるち米	上新粉，ビーフン，せんべい
もち米	白玉粉，道明寺粉，寒梅粉
その他	α化米，無菌包装米飯，強化米，発芽玄米

> **国家試験ワンポイントアドバイス**
> 米粉は米を粉食として利用するため，米を製粉したもの．その米粉がどの米加工品に利用されているか，把握しておこう．
> もち米，うるち米は，栄養素の組成に大きな違いはないが，食品成分表（七訂）では区別されている．下記コラム参照．

【うるち米の加工品】

① **上新粉**：精白した**うるち米**を水洗後，臼で粉末状にし，ふるいにかけ，細かいものとやや粗いものに分けて十分に乾燥してつくる．上新粉は

Column

食品成分表（七訂）および追補2016年での米の掲載について

日本食品標準成分表2010年版において，水稲穀粒および水稲めしは
［水稲穀粒］-玄米，［水稲めし］-玄米
［水稲穀粒］半つき米，［水稲めし］-半つき米
［水稲穀粒］-七分つき米，［水稲めし］-七分つき米
［水稲穀粒］-精白米，［水稲めし］-精白米
［水稲穀粒］-はいが精米，［水稲めし］-はいが精米
と記載され，うるち米ともち米は分けられていなかった．

食品成分表（七訂）の水稲穀粒および水稲めしは，
［水稲穀粒］-玄米，［水稲めし］-玄米
［水稲穀粒］-半つき米，［水稲めし］-半つき米
［水稲穀粒］-七分つき米，［水稲めし］-七分つき米
［水稲穀粒］-精白米-うるち米，［水稲めし］-精白米-うるち米
［水稲穀粒］-精白米-もち米，［水稲めし］-精白米-もち米
［水稲穀粒］-精白米-インディカ米
［水稲穀粒］-はいが精米，［水稲めし］-はいが精米
［水稲穀粒］-発芽玄米，［水稲めし］-発芽玄米
と細分化され，精白米のうるち米ともち米は分けて記載され，インディカ米と発芽玄米が追加された．また，米の栽培方法が異なる水稲と陸稲は分けて収載されている．

目の細かい上等の粉をさし，並新粉はやや粗いものをさす．関西地方では上新粉のことを上用粉とも称する．上新粉は柏もち，草もちなどの生地に用いられる．

② ビーフン：精白したうるち米を浸漬，水挽き，蒸し，練り上げた後，押し出し機の細い穴から高圧で沸騰湯中に押し出してつくる麺．中国を始め，日本，台湾，タイなどアジアで利用されている．

③ せんべい：精白したうるち米を水洗，乾燥，製粉，蒸し，練り出しなどの工程を経てつくる．

【もち米の加工品】

④ 白玉粉（寒晒し粉）：精白した**もち米**を水洗，浸漬，石臼で摩砕した後，脱水乾燥させてつくる．白玉だんご，求肥などに用いられる．

⑤ 道明寺粉：精白したもち米を水洗，浸漬，蒸し，乾燥，粗砕してつくる．桜もちなどの生地に用いる．

⑥ 寒梅粉（焼きみじん粉）：精白したもち米を水洗，浸漬，蒸した後，もちを調製したものを高温で焼き上げ，粉砕したもの．落雁などの押し物菓子や豆菓子に使用される．

⑦ おかき，あられ：精白したもち米を水洗，蒸し，もちつき，練り出しなどの工程を経てつくる．

【その他】

⑧ α化米：精白したうるち米，もち米を炊飯した炊きたて飯を急速に乾燥し（水分5％前後），でん粉をα型に保ったまま製品としたもの．加水加熱によりα化した米でん粉は放熱とともにβ化し，食味が悪くなるため，80〜100℃の熱風で乾燥させる．インスタントライス，即席飯などともいわれ，携帯食や非常食として利用することができる．

⑨ 無菌包装米飯：無菌室内で調理した米などを耐熱性の包装材料で包装したもの．食べる際は，袋ごと熱湯中で加熱もしくは電子レンジ加熱して使用する．常温で保存できるため，非常用・携帯用に便利である．

⑩ 強化米：ビタミンB_1，B_2，カルシウム，鉄などの栄養素を添加して栄養を強化したもの．

⑪ 無洗米：精白米の表面に残っているぬか（肌ぬか）をあらかじめ除いているもので，炊飯時に洗わずに炊くことができる．

⑫ 発芽玄米：玄米を1〜2日浸水させ，わずかに発芽させた後，乾燥したもの．発芽により，γ-アミノ酪酸（GABA）含量が玄米の3〜5倍になる．食品成分表（七訂）以降，健康志向を反映し，発芽玄米の成分値が追加された．

⑬ 米粉パン：上記の米粉よりも細かく，でん粉粒の破壊が少ない粉などの米粉製品の開発が進んでいる．新しい用途の一つに，パン材料の小麦粉の代替品として米粉が選択され，小麦粉由来のグルテンを含ま

レトルト米飯
調理したご飯を加圧加熱殺菌して気密性のある容器に入れた米飯類．無菌包装米飯とは，加圧加熱殺菌している点が異なる．

第3章　植物性食品

> ## 低たんぱく質米
>
> 　腎臓は血液中の老廃物の排泄，血圧調節，電解質の調節など，体内で重要な働きを行う．食事から摂取したたんぱく質は体内でエネルギーとして使用された後，老廃物となる．この老廃物は体から自然に出ていかないため，腎臓がこの老廃物を除去し体外に排泄する．しかし，腎機能が低下すると，老廃物が体内に溜り，尿毒症など重篤な症状を引き起こす．そのため，腎機能が低下した場合は老廃物をつくり出すたんぱく質を減らし，脂質，炭水化物でエネルギーを補う食事を心がける必要がある．
>
> 　低たんぱく質食の生活を維持する際，「低たんぱく質食品」を取り入れる方法がある．低たんぱく質食品は，特別用途食品の病者用食品の一つで，基準値は通常の同種の食品のたんぱく含量の30％以下と設定されている．この低たんぱく質食品の一つとして「低たんぱく質米」が販売されている．低たんぱく質米は，乳酸菌発酵により，米に含まれるたんぱく質を低減させ，製造されている．
>
> 資料：「注目の機能性食品素材　植物性乳酸菌K-1およびK-2の機能性とその利用分野」, ジャパンフードサイエンス, **49**, No.7, 23(2016).

い米粉パンが製造されている．食品成分表（七訂）では子どものアレルギー増加に配慮し，米粉パンの成分値が追加された．

⑭ その他の米の加工品：微生物を利用したものに清酒，焼酎，みりん，食酢などがある．近年，たんぱく質の摂取を制限されている腎臓病患者用に，低たんぱく質米が販売されている．

1.2　小麦(こむぎ)

　小麦の原産地は西アジアといわれている．現在はアジア，ヨーロッパ，北アメリカで多く栽培されている．日本の小麦の自給率は13.0％であるため〔2014年（平成26）〕，国内で消費する小麦は輸入に依存している．

　現在，世界で栽培されている品種は大部分が**パン小麦**(**普通小麦**)で，そのほかにマカロニ用のデュラム小麦，高級菓子用のクラブ小麦がある．

　小麦はたんぱく質含量，種皮の色，栽培される季節などにより分類されている．たんぱく質含量の多いものを硬質小麦（強力小麦），含量の少ないものを軟質小麦（薄力小麦），軟質小麦で比較的硬いものを中間質小麦とよぶ．また，種皮の色が白黄色のものを白小麦，赤褐色のものを赤小麦という．さらに，秋に種をまき，翌年初夏に収穫するものは冬小麦，春に種をまき，初秋に収穫するものは春小麦とよばれている．

（1）構造

　穀粒は外皮（果皮，種皮），糊粉層，胚乳，胚芽からなる（図3.3）．可食部の胚乳部（小麦粉になる部分）は小麦穀粒の80％を占めている．小麦

デュラム小麦
パスタ類の原料となるイネ科コムギ属の一種で，マカロニ小麦ともいう．デュラム小麦は硬いためセモリナ*を生成しやすく，たんぱく質含量は強力粉と同程度である．グルテンの性質は強いが，パンを作るには向かない．水を加えて混捏した後，圧延，圧縮によりパスタ類を製造するのに適し，ゆで溶けしにくいという特徴を持っている．

セモリナ
製粉工程で小麦粒を大まかに砕くことによって，胚乳部の硬い部分が細かい粉とならないで粒度の粗い破砕片となったもの．

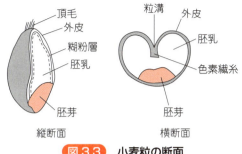

図3.3 小麦粒の断面

参考:長尾精一ほか編,『小麦の科学』,朝倉書店(1995),p.38.

米と異なり,穀粒の背面に粒溝（りゅうこう）がある．

(2) 成分

小麦玄穀（げんこく）の主成分は炭水化物 69.4〜75.2%，その他の成分は水分 10.0〜13.0%，たんぱく質 10.1〜13.0%，脂質 3.0〜3.3%，食物繊維 10.8〜11.4%，灰分 1.4〜1.6%である．

炭水化物のほとんどはでん粉で，穀粒の 60〜70% を占め，アミロースとアミロペクチンの含有比はほぼ 1：3 である．また，グルコース，スクロース，ラフィノースなどの糖類も含まれているが，これらは胚芽部に集中している．

総たんぱく質の 75% は胚乳部に含まれている．糊粉層，胚芽部は，アルブミン，グロブリンの含量が多く，胚乳部たんぱく質は**グリアジン**と**グルテニン**の含量が多い．

脂質は胚芽に多く含まれる．小麦玄穀の脂肪酸組成はリノール酸($C_{18:2}$)が約 46%，パルミチン酸($C_{16:0}$)が約 17%，オレイン酸($C_{18:1}$)が約 11% を占めている．

ビタミンは B 群と E が含まれるが，その他は少ない．

(3) 用途

小麦は米のように粒のまま食べる粒食ではなく，砕いて外皮を分離した後，その胚乳部を粉にして食べる**粉食**である．米は外皮を簡単に分離することができ，ぬか層が軟らかく胚乳部が硬いため，外から削ることができる(搗精)．小麦は皮部が強固なのに対し，胚乳部は軟らかいため，米のように搗精することができない．そのため，小麦は小麦粉とする方が利用しやすい．

製粉の際の副産物のふすま(外皮と糊粉層)は飼料として利用され，胚芽には良質なたんぱく質とビタミン E が含まれるので，一部はそのまま商品とされている．小麦は一部穀粒のまま，しょうゆ，みその原料および飼料として用いられるが，ほとんどは粉砕して小麦粉として利用している．

① 小麦粉

小麦の製粉は，多数のロール製粉機(反対方向に回転する二つのロール

> グリアジン(プロラミン属)とグルテニン(グルテリン属)
> p.36 も参照.

表3.3 小麦粉の分類，等級，用途

		1等粉	2等粉	おもな用途
強力粉	灰分(g)	0.4	0.5	パン，麩，マカロニ，スパゲッティ，中華麺
	たんぱく質*(g)	11.0	11.9	
中力粉	灰分(g)	0.4	0.5	うどん，そうめん，ビスケット，クッキー
	たんぱく質*(g)	8.3	8.9	
薄力粉	灰分(g)	0.4	0.5	ビスケット，クッキー，ケーキ，天ぷら
	たんぱく質*(g)	7.7	8.3	

(可食部100gあたり)
*アミノ酸組成によるたんぱく質
資料:「日本食品標準成分表2020年版(八訂)」．

の間に小麦を通し，圧砕していく方法)とふるいの組み合わせにより，主に画分の胚乳部を順次粉砕，分離する方法が用いられている．この操作を**製粉**という．一般に小麦粉の粒径は210 μmのふるいで通過できる大きさであるが，この粒径よりも粗いものを**セモリナ**という．

得られた小麦粉は表3.3に示すように，たんぱく質含量の違いにより，**強力粉，中力粉，薄力粉**に分類される．また，各小麦粉は灰分量により等級が付けられている．

【成分】

製粉によって皮部と胚芽が除かれるため，原料の小麦に比較して，でん粉以外の成分の含量が少なくなる．成分は種類，等級により異なるが，一般に水分14.0～14.5％，たんぱく質7.7～11.9％，脂質1.5～1.9％，炭水化物70.6～75.8％，食物繊維2.1～2.8％，灰分0.4～0.5％である．これらの成分のうち，小麦加工食品をつくる上で重要な役割を果たしているのはたんぱく質である．

小麦粉重量に対して等量から1.5倍の水を加えて混合したものを**ドウ**という．このドウを多量の水で洗うと不溶性の**グルテン**が残る．このグルテンは2種類のたんぱく質から構成されており，粘着性や伸展性に関係する**グリアジン**と弾力性に関係する**グルテニン**の複合体である．このグルテンがドウに粘弾性を与えている．グルテンは小麦加工食品に活用している一方，グルテンに対して免疫反応が生じ，小麦アレルギーやセリアック病を引き起こす場合がある．そのため，グルテンが入っていない(グルテンフリー)商品が開発されている．

小麦粉の制限アミノ酸は米と同様で，第一制限アミノ酸はリシン(リジン)，第二制限アミノ酸はトレオニンである．

【用途】

小麦粉の用途はグルテンの質と量により異なる．パン類には生地の弾性，粘性，伸展性が求められるため強力粉を用いる．麺類のうち，マカロニやスパゲティにはコシの強さが求められるためデュラム小麦のセモリナ粉を利用し，うどんやそうめんは適度なコシの強さと滑らかさが求められるた

国家試験ワンポイントアドバイス

強力粉，中力粉，薄力粉ではたんぱく質の含量が異なる．1等粉と2等粉では灰分の含量が異なる．

セリアック病

小麦加工品に含まれるグルテンに反応し，小腸の損傷を特徴とする自己免疫疾患．代表的な症状は，慢性の下痢や便秘．患者により症状の重さは異なる．重度の場合は，消化不良に伴う脂肪便になる．食物アレルギーの一種である小麦アレルギーとは異なる．

め中力粉を用いる．菓子および天ぷらは，なるべくグルテンを形成させないよう薄力粉が用いられる．

その他，小麦粉は麩，植物たんぱく質（グルテン）の原料として利用される．植物たんぱく質には生グルテン，冷凍グルテン，乾燥粉末化した活性グルテンがある．これらは製パン・製麺改良剤，食肉加工品，水産練り製品，冷凍食品の結着用に利用される．小麦粉たんぱく質はグルタミン酸を多く含むため，加水分解した植物性たんぱく質はアミノ酸系調味料として広く使用されている．また，用途に応じたプレミックス粉（調理用にあらかじめ材料を混合した製品）として，お好み焼き用粉，ホットケーキ用粉，から揚げ用粉，天ぷら用粉などがある．

1.3 大麦（おおむぎ）

大麦の原産地は中央アジアといわれている．現在はヨーロッパ，アジア，北アメリカで多く栽培されている．日本の大麦の自給率は8.0％であるため〔2014年（平成26）〕，国内で消費する大麦は輸入に依存している．

大麦は穂の型により**六条大麦**と**二条大麦**に分けられる．六条大麦は種実が穂軸に6列に並び，穂の上から六角形にみえ，二条大麦は種実が穂軸に2列に並び矢羽形になっている．六条大麦は種実が熟したときに稃の取れやすい**裸麦**と，稃が果皮に密着している**皮麦**がある．二条大麦はビールの原料として用いられているのでビール麦ともよばれる．

（1）成分

主成分は炭水化物で，穀粒の70％を占めている．そのほとんどがでん粉で，アミロースとアミロペクチンの比は1：3である．

たんぱく質は約10％含まれ，プロラミン属の**ホルデイン**とグルテリン属の**ホルデニン**がそれぞれ約40％を占めている．大麦のたんぱく質はグルテンを形成しない．第一制限アミノ酸はリシン（リジン）である．

食物繊維は他の穀類に比べ多く含まれ，水溶性食物繊維の**β-グルカン**が主体である．

（2）用途

六条大麦を精白し（丸麦），平たく圧したものを**押し麦**といい，米に10～20％程度混ぜて炊飯し，麦飯として利用する．また，六条大麦を煎って粉にしたものを麦こがし（はったい粉）といい，湯で練って食したり，菓子の原料に利用する．その他，麦茶，麦焼酎，麦みそなどの原料に用いられている．二条大麦は発芽させて麦芽とし，ビール醸造用に使用されている．

1.4 とうもろこし

とうもろこし（玉蜀黍）は米，小麦とともに三大穀類の一つで，アジア，

食物繊維の含量
押し麦：9.6 g/100 g
精白米・うるち米：0.5 g/100 g
小麦粉・薄力粉・1等：2.5 g/100 g

第3章　植物性食品

北アメリカ，南アメリカで多く栽培されている．穀類としてのとうもろこしの自給率は0％であり〔2014年（平成26）〕，輸入に頼っている．未熟なスイートコーンは野菜類として取り扱われる．日本では野菜としてのとうもろこしは生産されているが，穀物としてのとうもろこしはほとんど生産されていない．

品種は種子の胚乳に存在する硬質でん粉，軟質でん粉，もちでん粉，糖質でん粉の分布によって六つに分けられる（表3.4）．穀粒の約82％が胚乳で，胚芽は12％を占め，他の穀類に比較して大きい（図3.4）．

（1）成分

主成分は炭水化物で，約70％を占め，そのほとんどがでん粉である．アミロースとアミロペクチンの比は1：3である．ワキシー種（もち種）は

食品成分表では，とうもろこしは穀類と野菜類に属する

日本で輸入しているとうもろこしのほとんどは飼料用，でん粉や油脂原料に加工されるもので，穀類に分類されている．国内で生産されている飼料用とうもろこしは存在するが，酪農家が自前で栽培および自家消費し，流通していないため，食料自給率には反映されていない．
一方，未熟状態で収穫するスイート種（甘味種）は生，ゆで，缶詰などに利用され，野菜類に分類されている．

表3.4　とうもろこしの品種と特徴

品種	特徴
ポップ種（爆裂種）	粒のほとんどが硬質でん粉 炒熱すると水分の膨張により爆裂し，もとの容積の15〜35倍になる．ポップコーンの原料
ソフト種（軟粒種）	粒のほとんどが軟質でん粉 生食，缶詰，冷凍，料理用として利用
フリント種（硬粒種）	硬質でん粉が外側を完全に覆っている 子実用，生食として利用
デント種（馬歯種）	世界でもっとも生産量が多く，飼料用，工業用として利用
ワキシー種（もち種）	でん粉はアミロペクチン100％ 工業用として利用
スイート種（甘味種）	甘味が強い．未成熟のものは野菜類として取り扱われる 生食，缶詰，料理用として利用

    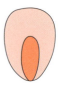

ポップ種　　ソフト種　　フリント種　　デント種　　ワキシー種　　スイート種
（爆裂種）　（軟粒種）　（硬粒種）　　（馬歯種）　（もち種）　　（甘味種）

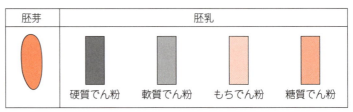

図3.4　とうもろこしの粒質区分

参考：貝沼圭二ほか編，『トウモロコシの科学』，朝倉書店(2009)，p.22.

アミロペクチン 100％である．

たんぱく質は約 9％で，プロラミン属の**ツェイン**が 45％，グルテリンが 35％を占めている．第一制限アミノ酸はリシン（リジン），第二制限アミノ酸はトリプトファンである．

脂質は約 5％含まれているが，全脂質の 80％が胚芽に存在する．胚芽からはリノール酸（$C_{18:2}$），オレイン酸（$C_{18:1}$），パルミチン酸（$C_{16:0}$）よりなる良質の食用油（コーン油）が得られる．

色素はカロテノイド系色素のβ-クリプトキサンチンやゼアキサンチンであり，黄色を示す．

（2）用途

未成熟のとうもろこしは生食，冷凍用，缶詰などに利用されている．完熟のとうもろこしはコーンスターチ，コーングリッツ，コーンミール，コーンフラワーなどの原料として広く用いられている（表 3.5）．

表 3.5 完熟とうもろこしの加工品と用途

種類	製造方法	用途
コーンスターチ	胚を取り除いて摩砕し，得られたでん粉液を濾過・乾燥	糖化原料，製菓，水産練り製品，ビール，ウイスキーなど
コーングリッツ	胚乳部を破砕した粒度の大きいもの	製菓，コーンフレーク，ビール，ウイスキーなど
コーンミール	コーングリッツを少し粗い粉にしたもの	製菓，パン材料
コーンフラワー	コーングリッツを細かくしたもの	製菓，スナック食品，ソーセージ，水産練り製品の結着剤

1.5 そば

穀類のうち，そば（蕎麦）だけがイネ科ではなくタデ科に属する一年生草本の種子である．生育期間が短く，肥料をあまり要しないため昔から救荒作物として役立っていた．

そばには普通種，韃靼種などの種類があり，日本では普通種がもっとも多く栽培されている．収穫時期により，春に播いて夏に収穫する夏そばと，夏に播いて秋に収穫する秋そばに大別されている．そばの種子は三角稜型をしており，そば殻とよばれる黒褐色の硬い果皮に包まれ，種皮，糊粉層，胚乳，胚芽が存在する．種皮と胚乳が離れにくいため，荒挽きして皮部を除いてから粉砕する．

そば粉は製粉工程で粉砕とふるい分けを繰り返して「内層粉」（一番粉，おもに内層部），「中層粉」（二番粉，おもに中層部），「表層粉」（三番粉，おもに表層部）にふるい分けされる．ふるい分けしていないものは「全層粉」である．

救荒作物
一般の農作物が不作のときでも成育して，比較的良い収穫を上げられる食物．

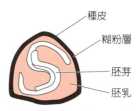

そばの実の構造（横断面図）

FAO
国際連合食糧農業機関

WHO
世界保健機関

UNU
国連大学

国家試験ワンポイントアドバイス
そばのアミノ酸価
1973年（昭和48）FAO/WHOが発表したアミノ酸評点パターンによると，そば粉（全層粉）のアミノ酸価は92で，第一制限アミノ酸はイソロイシンであった．

二次作物
本来の作物の栽培過程で野生種が雑草となり，作物化したものである．えんばく，ライ麦などがある．

ロールドオーツ
えんばくを圧扁したもの．水を加えてかゆ状に似て，牛乳，砂糖などを加えて食される．

（1）成分

そば粉の主成分はでん粉で，約70％含まれている．アミロースとアミロペクチンの比は1：3である．たんぱく質は約12％であり，おもにグロブリンからなる．グルテンを形成しないため，製麺にはつなぎに小麦粉，卵白，やまのいもなどを加える．

2007年（平成19）FAO/WHO/UNUが発表したアミノ酸評点パターン（成人）ではアミノ酸価100，そば（麺）の第一制限アミノ酸はリシン（リジン）である．脂質は約3％含まれており，オレイン酸，リノール酸などが多い．ビタミンB_1，B_2，ナイアシンなどのビタミンが比較的多く含まれる．また，ビタミン様物質のビタミンP作用（毛細血管収縮作用）を示す**ルチン**も含まれる．

（2）用途

そばはおもにそば粉として麺に加工し，そば切り（そば）や干しそばがつくられる．そばにはたんぱく質が含まれているが，小麦粉と異なり，水を加えて捏ねても粘弾性に富む生地を形成しにくい．そば粉を使ってそば切りをつくるには切れやすいため，小麦粉，長いもなどをつなぎとして加え，加工している．そばはそのほかに菓子，そば焼酎などの原料に用いられる．

1.6 その他の穀類

（1）あわ（粟）

穀粒は穀類の中でもっとも小さい．粒形は楕円または卵形で，黄，白，赤褐色のものがある．米と同じようにうるち種ともち種がある．

精白粒の主成分は炭水化物で，その大部分はでん粉である．たんぱく質は約10％含まれている．第一制限アミノ酸はリシン（リジン）である．鉄とビタミンB群を多く含む．

あわもち，あわ飯，あわ麩，菓子，泡盛の原料として利用されている．

（2）えんばく（燕麦）

大麦などの畑の雑草から作物化した二次作物である．からす麦ともいわれている．

主成分の炭水化物は約70％で，たんぱく質は約14％含まれている．第一制限アミノ酸はリシン（リジン）である．鉄，ビタミンB群を多く含む．

食用としては，精白してオートミールやロールドオーツとして利用されている．その他，飼料用としても利用されている．

（3）きび（黍）

うるち種ともち種の2種があるが，ほとんどもち種が栽培されている．ビタミンB_1，B_6，亜鉛，ナイアシンが豊富である．

うるち種は飯などに，もち種はもち，だんごなどにして利用される．

（4） はとむぎ（鳩麦，薏苡仁）

古くから生薬として栽培されていた．硬いホウロウ質に包まれた胚乳は炭水化物約72％，たんぱく質約13％からなる．

はと麦茶として飲用されたり，精白してそのまま炊いたり，米と混炊して利用されている．

（5） ひえ（稗）

寒地，やせ地でも栽培できるので，そばと同様，救荒作物であった．たんぱく質を約10％含むが，リシン（リジン）とトリプトファンが少ない．精白して米と混炊したり，粉にしてだんごにしたりして利用されている．

（6） もろこし（蜀黍）

こうりゃん（高粱）ともいわれている．精白して米と混炊したり，粉にしてだんご，もちにしたりして食用としていたが，現在はほとんど飼料用として輸入している．

（7） ライむぎ（ライ麦）

小麦，大麦の栽培の不安定な地域で栽培されるようになった二次作物である．日本では飼料用としてわずかに栽培されている．主成分の炭水化物の大部分はでん粉である．たんぱく質は約13％含まれている．グルテンを形成しないが，酸によりたんぱく質に粘性が出るため，乳酸発酵させて黒パンの材料として使用されている．その他，ビール，ウイスキー，ウォッカなどの原料としても利用されている．

2　いも及びでん粉類

いも類には地下茎や根にでん粉を蓄積するものと，難消化多糖類であるグルコマンナン（こんにゃくいもから精製）やイヌリン（きくいもに含まれる）を蓄積するものがある．

2.1　いも類の分類と栄養成分

いも類には，根が肥大して多糖類が蓄積する塊根と茎が肥大した塊茎と，多肉根のやまのいも類がある（表3.6）．

いも類はでん粉を主成分とするものが多く，基本的にはエネルギーとしての炭水化物の供給源である．いも類のでん粉は水に溶けないでん粉粒の形態で存在し，水さらしをすることで比較的簡単に抽出できる．そのため，食品成分表では，おもにいも類から採取したでん粉とその加工品も同じ場所に収載されている．

（1） きくいも（菊芋）

キクイモの塊茎に蓄積している多糖類は，ぶどう糖が1分子付加したフ

第3章　植物性食品

表3.6　いも類の分類と種類

分類	種類
塊茎 地下茎が肥大したもの	じゃがいも，里いも，こんにゃくいも，きくいも
塊根 根が肥大したもの	さつまいも，ヤーコン，キャッサバ，くず
その他 根と地下茎の中間的なもの	やまのいも（ながいも，いちょういも，つくねいも）

食品成分表(七訂)では，くわい(球茎)，ゆりね(鱗茎)は野菜に収載されている．

国家試験ワンポイントアドバイス
- じゃがいも：茎にでん粉を蓄積．
- さつまいも：根にでん粉を蓄積．

イヌリン
きくいもに含まれるイヌリンは多糖類(水溶性食物繊維)であると同時に，高濃度で溶解すると脂肪感があるため，低エネルギーを訴求する脂肪代替食品に使用することができる．食品素材としてのイヌリンには，チコリーの根から熱水抽出したものも使用される．

三二酸化鉄
バナナとこんにゃくにのみ使用が限定されている．赤い色をつける食品添加物(着色料)である．

安納いも
鹿児島県種子島の在来種で，現在では広い地域でも栽培されている．強い甘味としっとりとした触感で人気が高い．安納いもから品種選抜した安納紅と安納こがねは，種子島のみでの栽培が認められる地域ブランドの登録品種である．

ルクトース(果糖)の重合体(フラクタン)である**イヌリン**である．植物としてのキクイモは北米原産の外来種として位置付けられている．

(2) こんにゃく(蒟蒻)いも

サトイモ科コンニャクの塊茎は，D-グルコース(ぶどう糖)とD-マンノースからなる多糖類である．水溶性食物繊維**グルコマンナン**が蓄積している．こんにゃくいもは直接食用にはしない．こんにゃくは，こんにゃくいもに含まれるグルコマンナンを食品添加物である**水酸化カルシウム**で凝固(ゲル化)させたものである．

こんにゃくには，生のこんにゃくいもを用いた生こんにゃくと，こんにゃくいもを粉砕・乾燥した精粉を原料とした精粉こんにゃくがある．こんにゃくには黒い色を付けるために粉末にした海藻が入っているものもあり，海藻由来のヨウ素含量が他のこんにゃくに比べて高い．食品成分表(八訂)の「生いもこんにゃく」では93 μg/100 gのヨウ素が含まれている．

食品成分表(七訂)から，近江八幡(滋賀県)特産の「赤こんにゃく」，こんにゃくを高野豆腐(凍み豆腐)のように乾燥した「凍みこんにゃく」が新たに収載された．

(3) さつまいも(薩摩芋)類

ヒルガオ科に属する植物の根にでん粉が蓄積した塊根が，さつまいもとして食料となる．食品成分表(八訂)のさつまいも塊根・皮なし・生における固形分100 g中の差し引き法による利用可能炭水化物量は86 g，利用可能炭水化物(単糖当量)は90 gであり，でん粉が主成分である．

さつまいもの可食部内部の黄色は**カロテノイド色素(カロテン)**，外皮の紫色はアントシアン系色素による．食品成分表(七訂)追補2016年ではむらさきいもが新たに収載されたが，むらさきいもは可食部にも**アントシアン系色素**を含む．さつまいもはヒルガオ科の植物であるため，塊茎や蔓を切断するとヤラピンという樹脂配糖体を主成分とする乳液が出てくる．

さつまいもは寒さに弱く**低温障害**を受けやすく，13℃より低い温度になると穴が空いたり(穿孔)，内部が腐ったりする．そのため，常温で保存することが必要である．また，収穫時にいもの表面に傷が付きやすく，表面

の傷から病原微生物が侵入し腐ることがある．そこで，30℃前後で，かつ高湿度のもとで1週間程度保持し，傷口にコルク層を形成する**キュアリング**という処置を行うと，その後適切な温度(冷暗所)で長期間の保存が可能となる．また，さつまいもは冷暗所で保存した場合に，いも自身がもつアミラーゼが作用して単糖やデキストリンに分解し甘味が増す．

(4) さといも(里芋)類

さといもは茎の出ている部分が塊茎(球茎)である親いもとなる．その周囲に子いも(さらに孫いも)が生育する(図3.5)．さといもは品種が多く，形状も異なる．

利用上は，親いもだけを食べる親いも用品種，親いもと子いもを食べる親・子いも兼用品種，子いもと孫いもだけを食べる子いも用品種がある．食品成分表に記載されているさといもは，子いも用品種(および親・子いも兼用品種から取った子いも)である．食品成分表(八訂)に収載されている筍いもは親いも用品種，セレベス，八つ頭は親・子いも兼用品種である．

食品成分表(八訂)における，さといも・球茎・生の固形分100g中に含まれる差し引き法による利用可能炭水化物は66g，利用可能炭水化物(単糖当量)は70g，炭水化物量は82g，食物繊維総量は15gである．さといも類の独特の粘りは**ガラクタン**によるものである．品種改良によりえぐみの少ない品種が増えているが，さといものえぐみは**ホモゲンチジン酸**と**シュウ酸カルシウム**によるものである．また，さといもを洗ったときに手がかゆくなることがあるが，シュウ酸カルシウムが原因であるとされている．

(5) じゃがいも(馬鈴薯)

じゃがいもはナス科に属しており，塊茎にでん粉を蓄積する．代表的なじゃがいもの品種として男爵とメークインがあるが，現在は，「キタアカリ」，「インカのめざめ」といった改良品種や，皮が紫色の「アンデス赤」や可食部が紫色の「キタムラサキ」といった登録品種が増えており，日本でも北部ヨーロッパのように多様なじゃがいもの品種が出回り始めている．

食品成分表(八訂)における，じゃがいも・塊茎・皮なし・生は，固形分100gあたり，差し引き法による利用可能炭水化物は42g，利用可能炭水化物(単糖当量)は84g，炭水化物量は86g，食物繊維総量は44gである．馬鈴薯は比較的冷涼なヨーロッパ北部や北アメリカでは重要なエネルギー源であるが，水分含量が約80％と高く，保存性が穀類に比べて良くないので，でん粉を分離して保存性を高める工夫がなされてきた．じゃがいものでん粉が，水に溶けないことを利用して，じゃがいもを磨砕しながらでん粉と繊維質を水で洗いだす．ろ過膜の目の大きさで，繊維質を取り除き，でん粉だけを分離し，乾燥してでん粉とする．

また，さつまいもほどではないが低温障害を受けるので，冷蔵保存には

えびいも(京芋)
さといもの一種で京野菜の一つ．土寄せという特殊な栽培方法により海老のような形をしたいもである．正月の縁起物としても食べられている．

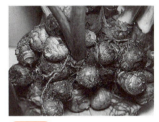

図3.5 さといもの親いもと子いも

登録品種
新たに育種した植物の新品種を登録し，育成者の権利を保護する制度．この制度により育成者が保護され，新品種の育成がより活発になる．

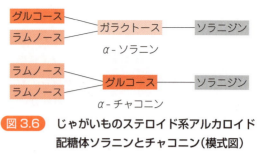

図3.6 じゃがいものステロイド系アルカロイド配糖体ソラニンとチャコニン（模式図）

参考：www.maff.go.jp//syouan/seisaku/solanine/

向かない．じゃがいもを保存する場合は，光が当たらない冷暗所が適している．

馬鈴薯の緑色になった皮や発芽した部分には，**α-ソラニン**とα-チャコニンという**ステロイド系アルカロイド配糖体**の毒素が含まれる（図3.6）．

発芽によって生成するα-ソラニンとα-チャコニンの発生を抑制するため，コバルト60から発生する放射線である**ガンマ線（γ線）**による**芽止め**が認められている．ガンマ線照射したじゃがいもには照射をしたことを表示する義務がある．

（6）やまのいも（薯蕷）類

ヤマノイモ科に属する植物の根と，地下茎の中間の性質をもった多肉根にでん粉を蓄積する．ながいも，いちょういも，やまといも，じねんじょ，だいじょが食品成分表に収載されている．だいじょはおもに沖縄でとれるが，内部が紫色のものが多い．

食品成分表（八訂）における，ながいも・塊根・生は固形分100gあたり，差し引き法による利用可能炭水化物が79g，利用可能炭水化物（単糖当量）は81g，炭水化物量は80g，食物繊維総量は6gである．やまのいも類はすりおろして生で食べるが，比較的短時間で褐変する．これは，やまのいも類に含まれるポリフェノールがポリフェノールオキシダーゼによって褐変したためである．

（7）その他のいも類

食品成分表（七訂）から収載されたフラクトオリゴ糖とイヌリンが豊富なキク科のヤーコン（アンデスポテト）に加え，食品成分表（八訂）では，アメリカほどいも（アピオス）が新たに収載された．アメリカほどいもは，青森県を中心に栽培されているマメ科植物の塊根であるが，いものような見た目と食感をもっている．

じゃがいも加工品とアクリルアミド

1997（平成9）年にスウェーデンで発生したアクリルアミド流出事故の原因調査の際に，事故に関係していない非曝露群（要因対象研究における対照群）の人々の血液中に，アクリルアミドが検出された．その後の研究でフライドポテトが原因であることが明らかとなった．

アクリルアミドは，じゃがいも中の単糖とアミノ酸の一つであるアスパラギンとが，高温での加熱の際に**アミノカルボニル反応**によって生成することが明らかとなった．

また，生のじゃがいもを冷蔵すると，でん粉が糖化されアミノカルボニル反応を引き起こす還元糖（グルコースなど）が生成することが明らかとなった．じゃがいもを油で調理する場合は，冷蔵保存を避けた方が良い．

かたくり粉

現在市販されている「かたくり（片栗）粉」の大部分はじゃがいもでん粉である．

2.2 でん粉類とでん粉製品

でん粉は原料の食品によってでん粉粒の大きさや形が異なり，特徴がある．食品成分表ではいも類以外も含めて，キャッサバ，くず，米，小麦，サゴ，さつまいも，じゃがいも，とうもろこしから採取したでん粉が収載されている．

また，でん粉製品として，くずでん粉を使ったくずきりと，くずでん粉によって固めたごま豆腐，キャッサバでん粉を使ったタピオカパール，ばれいしょでん粉を主原料としたでん粉麺が収載されている．春雨は，マメ科植物である緑豆のでん粉を原料とした緑豆春雨と，じゃがいもでん粉を原料とした普通春雨が収載されている．

3 砂糖及び甘味類

人類にとって甘いものは太古の時代から貴重な食品であった．果実はそれ自体で甘味をもつが，食品として単独で甘味をもつ甘味料として，はちみつ，メープルシロップ，砂糖がある．はちみつは紀元前より食べられていたが，甘味料は人類にとって貴重な食料であった．その後，食品として甘味がないでん粉を加水分解し，甘味のあるぶどう糖まで分解した甘味料が工業的につくられるようになったのは，アミラーゼの一種ででん粉を単糖であるぶどう糖まで分解するグルコアミラーゼの発見による．さらに，ぶどう糖を果糖に変換する**グルコースイソメラーゼ**が発見され（下記，コラム参照），でん粉から砂糖以上の甘さをもつ甘味料が安価に供給されるようになった．

でん粉の加水分解物である**デキストリン**，**異性化糖**が，でん粉由来の甘

Point!

でん粉粒を水で洗い流して精製する加工方法

基本的にはどの植物でも同じである．キャッサバの場合は，水洗い工程を十分行うことで水溶性で毒性物質のリナマリンを除去し，安全なタピオカでん粉として食用にすることができる．

難消化性デキストリン

おなかの調子を整えたり，食後の血糖値上昇を穏やかにしたりする機能を表示する特定保健用食品の関与成分として多くの商品に使われている．おもにとうもろこしでん粉を弱酸条件下で加熱した焙焼デキストリンをアミラーゼで分解し，未消化（未分解）の成分を集めたものである．

国家試験ワンポイントアドバイス

果糖は，ぶどう糖と異なり低温になると，より強く甘味を感じる（図3.9も参照）．

Column

グルコースイソメラーゼ

日本人の研究者により発見され，ぶどう糖（グルコース）を異性化する酵素で「異性化する酵素」という意味である．ぶどう糖も果糖も分子式は $C_6H_{12}O_6$ で，イソメラーゼによって立体構造が変化し，結果として甘味度が変化するのである（図3.8）．

アメリカではトウモロコシの栽培が盛んで，コーンスターチ（とうもろこし由来でん粉）の生産が多い．コーンスターチを加水分解して生成したぶどう糖を，グルコースイソメラーゼで異性化してつくる異性化糖が大量に生産され，高果糖コーンシロップ（HFCS）ともよばれている．HFCS製造は安価な甘味料を持続可能な形で提供するという点では重要な発明である．一方で清涼飲料水などに含まれるHFCSの摂り過ぎが，アメリカにおける肥満を引き起こしているという負の側面も，最近は指摘されるようになっている．

甘蔗と甘藷

サトウキビのことを甘蔗とよぶこともある．さつまいもを指す甘藷と同音なので，注意する．

砂糖の白さ

原料糖（粗糖）を煮詰めて不純物を除き，最終的に結晶化（沈殿）して取り出してつくる．試薬のしょ糖が白色であるように，精製度の高い砂糖は結晶化するだけで白い食品を得ることができる．

表3.7 各種甘味料の甘味度

種類	品名	甘味度
糖類	ショ糖（スクロース）	1.00
	ぶどう糖（グルコース）	0.60～0.70
	果糖（フルクトース）	1.20～1.50
	異性化糖（果糖55％）	1.00
	水あめ	0.35～0.40
	乳糖	0.15～0.40
糖アルコール	ソルビトール	0.60～0.70
	マンニトール	0.60
	マルチトール	0.80～0.90
	キシリトール	0.60
	還元パラチノース	0.45
非糖質系天然甘味料	ステビア	100～150
	グリチルリチン	50～100
	ソーマチン	2,000～3,000
非糖質系合成甘味料	サッカリン	200～700
	アスパルテーム	100～200
	アセスルファムK	200
	スクラロース	600

精糖工業会，「甘味料の総覧」を改変.

Trの意味

最小記載量の1/10以上含まれるが1/5未満という意味である．水分含量の最小記載量は0.1 gなので，双目糖100 gあたりの水分含量は0.01以上0.05 g以下である．第2章も参照．

お菓子，しょ糖とメイラード反応

しょ糖には還元末端がないので，メイラード反応は理論的には起こらない．お菓子にグラニュー糖が向いているのは，還元糖を含むビスコが入っているためである．上白糖などの車糖では，還元糖であるグルコースとフルクトース（果糖）がアミノカルボニル反応を起こす．白さが必要とされるお菓子には上白糖は向いていない．

味料である．食品成分表では甘味料は，①砂糖類，②でん粉糖類，③その他（はちみつ，メープルシロップほか）に分けて収載されている．砂糖類・でん粉糖類ともに純度の低い砂糖から順番に記載されている．代替甘味料として使用されており，食品成分表に収載されていないものも含め，代表的な甘味料とその**甘味度**（しょ糖を1としたときの甘味の比較）とエネルギーを表3.7に示した．

3.1 砂糖類

日本の砂糖のほとんどは，サトウキビ，甜菜（テンサイ）からとられたものである．原料を加熱して煮詰めて不純物を取り除く工程を，どの程度加えるかで砂糖の精製度が変わる．食品成分表に収載されている，おもな砂糖を図3.7に示した．

黒砂糖はサトウキビを原料とした糖蜜を固めたもので，精製度が低いため色が付いており，灰分量が高い．甜菜から黒砂糖をつくることも可能であるが，黒砂糖とはよばれない．**和三盆**は，伝統的な製法で香川県と徳島県でつくられている砂糖で，精製度は黒砂糖と精製糖の中間である．

車糖は，しょ糖にインベルターゼを作用させて〔ぶどう（グルコース）糖〕と果糖（フルクトース）に分解（転化）した**転化糖**（ビスコ）を1％程度添加して，しっとりとした触感を付与する．日本ではしっとりとした砂糖が好ま

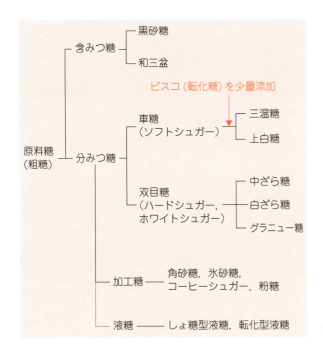

図 3.7 食品成分表に記載の砂糖類の分類

れるだけでなく，転化糖の添加は砂糖が固まることを防ぐ効果もある．車糖はソフトシュガーともよばれ，食品成分表では精製度が高い順に，上白糖と三温糖が収載されている．

双目糖(ざらめ)は，不純物を取り除いた分みつ糖からしょ糖の結晶を取り出したもので，グラニュー糖と白双糖(しろざら)はほぼ100％のしょ糖の結晶，中双糖(ちゅうざら)は純度が若干低いものである．食品成分表においても双目糖の水分含量はTrと記載されている．

液糖(えきとう)は，上記の砂糖のように乾燥せず，水分活性が低い液状の状態で加工したもので，しょ糖が主成分のしょ糖型液糖と転化糖を含む転化糖型液糖がある．

3.2 でん粉糖類

でん粉を酸または酵素である程度の大きさまで分解した（糖化）ものを**デキストリン**という．糖化の指標としてデキストロース当量（DE）が用いられる．食品成分表に収載されている粉飴のDEは20〜40，水飴(あめ)のDEは40〜60である．また，でん粉を完全に加水分解してグルコースにしたものが，でん粉類・ぶどう糖である．

しょ糖（スクロース）の甘味度を1とすると，果糖（フルクトース）は1.2〜1.5，ぶどう糖（グルコース）は0.6〜0.7である．すなわち，でん粉をすべて加水分解すると，甘味度が0.6〜0.7の甘味料ができる．このぶどう糖を果糖に変える（異性化する）酵素が，グルコースイソメラーゼである（図3.8）．でん粉の価格はしょ糖に比べて安く，果糖は低温の方が強い甘味

国家試験ワンポイントアドバイス

弱酸であるシュウ酸によって，でん粉を加水分解する製造法がある．この製造法では，毒性のあるシュウ酸を除去するために，炭酸カルシウムを加える．シュウ酸カルシウムは水に溶けないので，水あめと容易に除去できる．

を感じるため(図3.9),清涼飲料水や冷菓などで**異性化糖**が広く使われている.

異性化糖は図3.10に示したように,果糖含量90%以上の高果糖液糖,果糖含量が50%以上90%未満の果糖ぶどう糖液糖,果糖含量が50%未満のぶどう糖果糖液糖とJAS規格で決められている.

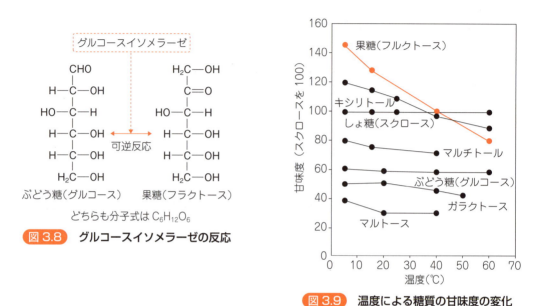

図3.8 グルコースイソメラーゼの反応

図3.9 温度による糖質の甘味度の変化

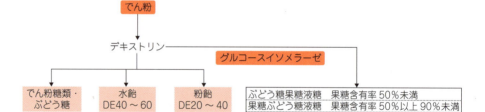

図3.10 でん粉を原料としたおもな甘味料

3.3 その他

はちみつは,ハチがどのような植物から蜜を採取してきたかによって風味が異なることが知られている.また,メープルシロップはメープル(かえで)の樹液を集めて加熱・濃縮してつくられていて,カナダからの輸入品がほとんどである.はちみつもメープルシロップも,独特の色と風味は主成分以外の化学物質に由来するものである.

食品成分表(八訂)炭水化物成分表編によると,水分含量17.6%のはちみつ100gに含まれる単糖類は,ぶどう糖33.2g,果糖39.7g,しょ糖0.3g,麦芽糖1.5g,イソマルトース1.5gである.はちみつの主要な糖類は,ぶどう糖と果糖がほぼ同量であり,転化糖(ビスコ)が「はちみつのような甘

さ」であることがわかる.

3.4　低エネルギー甘味料（高甘味度甘味料）

食品添加物や食品として使われている代表的な合成系の人工甘味料，糖アルコールの甘味度，生成するエネルギー，体内での動き（体内動態）の概要を表3.8に示した．合成系の甘味料は甘味度が200倍以上であるため，食品への添加量は少量ですむ．そのため高甘味度甘味料とよぶこともある．一方，糖アルコールはしょ糖に比べて甘味度は低いが，吸収されにくいものや吸収後にエネルギーになる割合が低いため低エネルギー甘味料として使用できる．

また，天然物由来の甘味料で，食品添加物としての使用が認められているものがある．代表的なものとして，ソーマチン（食品添加物としてはタウマチンと表記）は，しょ糖の2,000～3,000倍の甘味度がある．しょ糖の50～100倍の甘味度をもつグリチルリチン（カンゾウ抽出物と表記），しょ糖の約100～150倍の甘味度をもつステビア（ステビア末またはステビア抽出物と表記）が既存添加物として収載されている（表3.7）.

L-フェニルアラニン化合物の表示

2015（平成27）年4月1日から施行された食品表示法では，アレルギー表示とともにL-フェニルアラニン化合物を含むことを30 cm²以下の表示面積の食品でも省略することができなくなった．これは，アスパルテームのような，吸収後にアミノ酸であるL-フェニルアラニンを体内で生成する食品添加物であることを，フェニルケトン尿症患者に周知するためである．

表3.8　おもな人工甘味料と糖アルコールの種類と特徴

		エネルギー	体内動態概要
合成系	アスパルテーム	4 kcal/g	体内で加水分解されアミノ酸として代謝
	アセスルファムK	0 kcal/g	吸収後，大部分が尿中に排泄
	サッカリン	0 kcal/g	吸収後，大部分が排泄
	スクラロース	0 kcal/g	吸収後，大部分が排泄
糖アルコール	エリスリトール	0 kcal/g	吸収後，大部分が排泄
	キシリトール	3 kcal/g	腸管からゆっくり吸収され代謝
	ソルビトール	3 kcal/g	フルクトースに変換されて代謝
	マルチトール	2 kcal/g	15％は吸収されず排泄
	マンニトール	3 kcal/g	尿中に約9割が排泄

斎藤ら（2013）の報告を改変．

4　豆類

豆類は，マメ科植物の果実の豆果であり，雌しべの子房の心皮（雌しべの構成単位）が成長して形成された鞘の中に食用部分となる種子がある．種子は胚乳が発達せず，子葉が発達して栄養を蓄える．マメ科植物のだいず，いんげんまめ，ひよこまめ，あずきなどは1年草である（図3.11）.

大豆はたんぱく質と脂質を豊富に含む．大豆以外の豆類はたんぱく質と糖質を豊富に含んでいる（表3.9）．豆類は，でん粉粒の表面をたんぱく質が覆うような形になっており，細胞壁も壊れにくい．でん粉を糊化させて，つき砕いても粘性が出てこないため，穀類やいも類とは異なる物性を示す．

国家試験ワンポイントアドバイス

大豆：たんぱく質と脂質が多く含まれる．
その他の豆類：たんぱく質と炭水化物（糖質）が多く含まれる．

食品成分表で野菜類に分類されている豆類
・さやいんげん
・えんどうまめ
・えだまめ
・もやし
・らっかせい（未熟豆）．完熟したものは種実類に分類される．

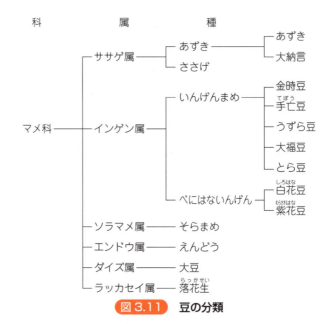

図 3.11　豆の分類

表 3.9　豆類に含まれる栄養素（100 g あたり）

種類 （すべて「ゆで」）	エネルギー	たんぱく質	脂質	炭水化物 （利用可能）	食物繊維	カルシウム	マグネシウム	鉄分	ビタミンB_1	ビタミンB_2	葉酸
あずき	143 Kcal	8.9 g	1.0 g	19.8 g	11.8 g	30 mg	43 mg	1.7 mg	0.15 mg	0.06 mg	25 µg
青えんどう	148 kcal	9.2 g	1.0 g	18.8 g	7.7 g	28 mg	40 mg	2.2 mg	0.27 mg	0.06 mg	5 µg
いんげんまめ	143 kcal	8.5 g	1.0 g	16.9 g	13.3 g	60 mg	47 mg	2.0 mg	0.18 mg	0.08 mg	33 µg
大豆	176 kcal	14.8 g	9.8 g	1.6 g	6.6 g	79 mg	100 mg	2.2 mg	0.17 mg	0.08 mg	41 µg
ひよこまめ	171 kcal	9.5 g	2.5 g	20.0 g	11.6 g	45 mg	51 mg	1.2 mg	0.16 mg	0.07 mg	110 µg
レンズまめ	170 kcal	11.2 g	0.8 g	23.3 g	9.4 g	27 mg	44 mg	4.3 mg	0.20 mg	0.06 mg	22 µg

文部科学省科学技術・学術審議会資源調査分科会，「日本食品標準成分表 2015 年版（七訂）」，科学技術・学術政策局政策課資源室（2015）．

いわゆる餡にすることができる．

　豆類は，世界中で豆料理や豆の加工食品として利用されている．ほとんどが炭水化物である米，小麦，とうもろこしやいも類などに比べて，くせのある味をもつ．また，調理にも長時間要することから，豆を主食とする民族は少ないが，高栄養価であるため，健康食品としても注目されている．

4.1　豆類の機能性成分

（1）食物繊維

　食物繊維の多い食品というと，ごぼうやさつまいもなどがあげられる．しかし，あずきやいんげんまめには，ごぼうの約 2 倍，さつまいもの約 3 倍の食物繊維が含まれ，豆類は食品の中でもとくに食物繊維の多い食品群の一つである（図 3.12）．

　食物繊維は，「人の消化酵素で消化されない食品中の難消化成分の総体」と定義される．豆類では，一般に**ヘミセルロース**の含有量が高い．かつて

ヘミセルロース
不溶性の食物繊維．グルコースが結合した多糖類

ラフィノース系オリゴ糖
非還元性三糖類のオリゴ糖．てん菜（砂糖だいこん）に多く含まれる．

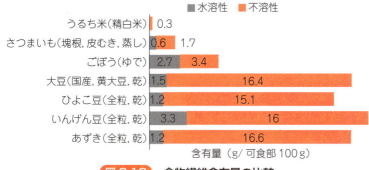

図 3.12 食物繊維含有量の比較

文部科学省科学技術・学術審議会資源調査分科会,「日本食品標準成分表 2015 年版(七訂)」, 科学技術・学術政策局政策課資源室(2015).

は，各種栄養成分の利用効率を低下させる価値のない物質と考えられていたが，近年では健康維持に欠かせない重要な機能性成分と考えられている．

（2）サポニン

サポニンは，糖にヒドロキシ基をもつ有機化合物が結合した配糖体とよばれる物質の一種である．豆をゆでると泡が浮き出てくる．この泡は，渋味，苦味，えぐみのもとになるため，通常はいわゆるアクとして除去されるが，この中にサポニンが多く含まれている．

サポニンは，強い抗酸化作用をもつ．サポニンを効率的に利用したい場合は，ゆでこぼしを行わず，ゆで汁ごと食べるようにすることが良いとされる．

（3）ポリフェノール

ポリフェノールは，分子構造上，フェノール基を複数もつ有機化合物の総称で，植物には色素，苦味成分などとして含まれている．豆の色で，赤，紫，黒色などはアントシアニン系色素，褐色，クリーム色などはフラボノイド系色素に起因し，これらの化合物はポリフェノールに属している．また，健康食品などで扱われる大豆イソフラボンは，フラボノイドの一種である．

ポリフェノールに属する化合物は，いずれも強い抗酸化作用をもっているため，体内の活性酸素を除去し，効果があるといわれている．

4.2　豆類の種類

（1）大豆（だいず）

① 種類，性状

大豆は，大きさ（大，中，小）や色（黄色，白色，黒色，緑色）などさまざまなものがあり，たくさんの種類がある．日本では，黄色い大豆「黄大豆」のことをおもに「大豆」といい，形の大きい大粒種が昔から多く栽培されてきた．

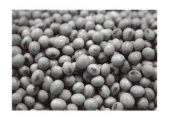

- 大粒種：煮豆など，そのまま料理によく使われる．
- 中粒種：豆腐，みそ，しょうゆなどの加工品によく使われる．
- 小粒種：おもに納豆に使われる．

② 成分

大豆は乾燥したもので，たんぱく質33.8％，脂質19.7％，炭水化物29.5％，灰分4.7％である．

大豆中のたんぱく質のほとんどは塩に可溶性のグロブリン様たんぱく質である．主成分は**グリシニン**と**β-コングリシニン**であり，ゲル形成能や保水性などの加工特性を有することから，豆腐や湯葉を製造することができる．コレステロール低下作用，抗高血圧症，抗がん作用などさまざまな機能が知られている．

とくに大豆たんぱく質は，食品たんぱく質の中でもっとも不足しやすいとされる必須アミノ酸リシン（リジン）を多く含む．FAO/WHO/UNU2007のアミノ酸評価パターン（成人）でアミノ酸価100である．

脂質の主成分はトリグリセリドであり，脂肪酸として**リノール酸**が49.7％ともっとも多く，オレイン酸（8.7％），パルミチン酸（10.7％），α-リノレン酸（8.7％）などを含んでいる．リン脂質の**レシチン**が多いことから，乳化剤や品質改良剤として利用されている．

炭水化物はでん粉をほとんど含まず，食物繊維としょ糖（二糖類），**ラフィノース**（三糖類），**スタキオース**（四糖類）からなっている．そのため整腸作用があることが知られている．

無機質ではカリウムとリンを多く含み，ほかにはカルシウム，鉄，亜鉛も含まれている．

大豆の機能性成分としては，ゲニステインとダイゼインを主成分とする**大豆イソフラボン**がある．これはポリフェノール化合物の一種であり，とくにダイゼインは腸内細菌によってエクオールとなり，エストロゲン様効果を発揮することが期待されている．なお，大豆イソフラボンを特定保健用食品（食品成分の一部を濃縮した食品）から摂取する場合は，1日30mg（アグリコン換算）を上限摂取量とする，という報告が食品安全委員会から出されている．

生大豆には消化を阻害する**トリプシンインヒビター**が含まれている．これはたんぱく質なので，加熱することで活性を失い，消化性が回復する．ほかに**フィチン酸**が含まれていることから，カルシウムや亜鉛などの吸収を阻害することが知られている．

③ 加工食品

大豆たんぱく質の消化度は，物理的に細胞壁を粉砕したり，発酵したり，加熱処理することで凝固させると異なることは古くから知られていた．大豆は，たんぱく質，脂質などを多く含む優れた食品であるため，さまざま

植物ステロール
消費者庁により許可されている特定保健用食品の成分．コレステロール上昇抑制作用があるといわれているが，コレステロールに異常のない人や子どもでは有害となることもある．

リン脂質（ホスファチジルコリン）
水に溶けやすい親水基と脂溶性の疎水基の両方を同一分子内にもつ（両親媒性物質）．水と油を混ぜる乳化作用がある．

しょ糖
ぶどう糖-果糖
ラフィノース
ぶどう糖-ガラクトース-果糖
スタキオース
ぶどう糖-ガラクトース-ガラクトース-果糖

エストロゲン
女性ホルモンの一種．子宮の発育，子宮内膜の増殖，乳腺の発育に関与する．加齢により減少すると更年期障害の原因となる．

トリプシン
すい臓から分泌される消化酵素．たんぱく質をアミノ酸に分解する．「インヒビター」は阻害する意味．

大豆イソフラボン
エストロゲン様活性があることから，骨粗鬆症や更年期障害の軽減に役立つ可能性が高いことが知られている．しかし食品安全委員会の報告では，イソフラボンだけを特定の食品から摂取するのではなく，バランスの良い食生活が基本であり，食事摂取基準における上限摂取量設定の考え方と類似の手法を用いて，大豆イソフラボンの上限摂取量を1日75mg（アグリコン換算）とした．特定保健用食品からの上限摂取量1日30mgは，調査時（2002年）の平均的な日本人の大豆摂取量から算出したものである．

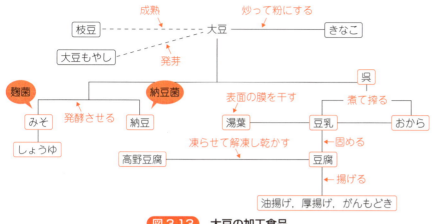

図3.13 大豆の加工食品

な加工処理により豆腐，納豆，みそなどがつくられてきた（図3.13）．

・きな粉

大豆を炒って皮をむき，挽いた粉である．加熱により大豆特有の生臭さが抜けて，炒った香ばしい香りになる．

・豆腐

水に浸して軟らかくした大豆に，水を加えながらすりつぶしたものを**呉**という．豆腐はこの「呉」を煮て搾って豆乳にし，にがり（塩化マグネシウム），すまし粉（Ca）を入れて塩析させて凝固させるか，グルコノデルタラクトン（加熱によってグルコン酸になりpHを下げる）を加えて酸凝固させてつくる．

木綿豆腐は，豆乳に凝固剤を加えてある程度固めた凝固物をいったん崩し，あらかじめ木綿の布を敷いた箱型に流し込む．比較的濃度の低い豆乳を使用し，型に入れて重しをして，水分を切りながら固めていく．一方，**絹ごし豆腐**は，比較的たんぱく質濃度の高い豆乳を使用し，豆乳自体を箱型に流し入れ，重しを使用せずに凝固剤を入れて固める．したがって，絹ごし豆腐の方が，木綿豆腐より若干たんぱく質含有量が多い．

・豆腐関連食品

油揚げ（木綿豆腐を薄く切って水分を取り，油で揚げたもの），**厚揚げ**（木綿豆腐を水切りしてから高温で揚げたもの），**凍り豆腐**（豆腐を凍らせて解凍・脱水したもの．高野豆腐ともいう），**がんもどき**（豆腐をつぶして，にんじんやごぼう，れんこんなどと混ぜて，油で揚げたもの．がんもや飛竜頭ともいう）などがある．

・納豆

蒸した大豆に**納豆菌**を接種し，適温で保温すると，納豆菌が増殖し発酵する．発酵の過程でピラジンなどの臭気成分が生成され，納豆独特の匂いが形成される．また，繊維などが分解されるために消化性が高まる．

豆腐の凝固剤

にがり（主成分はMgCl$_2$），グルコノデルタラクトン（水中でグルコン酸になる）以外にすまし粉がある．これは硫酸カルシウムによる凝固である．

納豆の糸は，L-グルタミン酸とD-グルタミン酸からなる**γ-ポリグルタミン酸**と果糖がつながったフラクタンの混合物で，糸引きの現象はおもにγ-ポリグルタミン酸によるものである．

また，血液凝固因子をつくるのに不可欠なビタミンK_2（**メナキノン**）を豊富に含むため，抗凝血薬（ワルファリン）の服用中は，納豆の摂取は避けるべきとされている．

・おから

だいずから豆腐を製造する過程で，豆乳を搾った際に出てくる搾りかすのことである．豆腐をつくった後の残渣物だが，栄養的には優れている．通常は水分を約75％から80％含む状態で流通している．

また，脂質も多く含んでおり，含有脂肪酸の約50％は不飽和脂肪酸のリノール酸である．さらに，おからにはリン脂質である**ホスファチジルコリン**（**レシチン**）が豊富に含まれているため，神経伝達物質であるアセチルコリンの前駆物質として作用し，認知機能の改善効果が期待されている．

・豆乳

だいずを水に浸してすりつぶし，水を加えて煮つめた汁をこしたものである．JAS（日本農林規格）による豆乳の分類では以下のようにされている．

豆乳：大豆固形分8％以上（大豆たんぱく質換算3.8％以上）

調製豆乳：大豆固形分6％以上（大豆たんぱく質換算3％以上），食用植物油脂，砂糖，食塩などが添加できる．

豆乳飲料：大豆固形分4％以上（大豆たんぱく質換算1.8％以上），果汁，乳製品，コーヒーなどが添加できる．

・湯葉（ゆば）

豆乳を加熱したとき，ラムスデン現象によって液面に形成される膜を竹串などを使って引き上げたものである．**ラムスデン現象**とは，豆乳成分中の気液界面（豆乳の表面）近くの水分蒸発とたんぱく質の熱変性により形成した，脂肪を含む膜を形成することを指している．湯葉は豆腐と異なり凝固剤を使用していないため，豆腐の10％程度しか生産できない．

精進料理の材料の一つとして，植物性たんぱく質と脂質に富む食品である．日本の湯葉は約1200年前に最澄が，中国から仏教，茶とともにもち帰ったのが初めといわれている．

（2） あずき（小豆）

あずきはマメ科の一年草本で，東アジア（中国東部，朝鮮，日本）が原産地でショウズともいわれる．日本で栽培されている品種では，大納言（だいなごん），中納言，小納言，備中白（びっちゅうしろ），金時などがある．円筒形，球形，楕円球形など形はさまざまではあるが，種皮の色は濃赤色である．

和菓子で使用される餡の原料は，豆類・いも類などのでん粉を利用したもので日本独特の嗜好食品である．餡をつくるためにはでん粉は不可欠な

ラムスデン現象
第4章も参照．

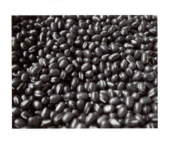

国家試験ワンポイントアドバイス

こしあん：ゆであずきをつぶしてこし分け，皮を除去する．
練りあん：こしあんに砂糖を加え，加熱しながら練り上げる．
さらしあん：生あん（原料の豆を煮てつぶし，水でさらす）を乾燥させて粉末状にする．
つぶしあん（煮くずしあん）：つぶしたままで，こさない．

主成分である．一般に製餡原料として使用される豆のでん粉含有量は50％前後である．あずきのでん粉粒子の大きさは20〜30 μmで，他の豆の10〜20 μmに比べ一番大きい．

また，あずきでん粉は他の豆に比べてアミロペクチンが多くアミロースが少ない．アミロース含量が少ないと糊化開始温度が低くなり，糊化したときの粘度が高くなり，他の製餡原料豆と比較してもその粘度は高い．したがって，あずきの煉り餡は他の豆の餡に比べて，さらっとした食感になり，口や歯，舌などに付着しにくくなっている．

あずきは古代には薬として利用されていた．あずきの外皮にはサポニンが豊富に含まれている．サポニンには溶血作用があり，血栓を溶かす働きがある．

あずき粥の効果
昔は出産後にできた血栓を溶解させるために，産後の肥立ちが悪い女性にあずき粥を食べさせていた．あずきには鉄分が多く含まれるため，造血作用の観点からも有効である．

（3）いんげんまめ

いんげんまめは，マメ亜科の一年草で，南北アメリカ大陸での主要作物となっている．品種も多彩で，金時豆(赤いんげん豆)，うずら豆(右写真参照)およびとら豆(ともに斑入りの豆)，毛亡および大福豆(ともに白いんげん豆)などがある．

若いさやを食べる軟莢種(さやいんげん)と，成熟した種子を食べる種実用種がある．さやいんげんには，菜豆や三度豆などの種類があり，野菜類に分類される．成熟した種子は乾燥させて貯蔵し，煮豆や甘納豆，菓子用の餡などに用いられる．アミノ酸組成のバランスも良くアミノ酸スコアは100であり，とくにリシン(リジン)を豊富に含有している．リシン(リジン)が不足している主要三大穀物(小麦，とうもろこし，米)との食べ合わせも良いため，ラテンアメリカ諸国などでは重要なたんぱく源でもある．

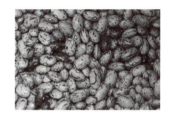

（4）えんどう

えんどうは，マメ科の一・二年草で，日本では，うすいえんどう(うすい豆)，きぬさやえんどう，おらんだえんどうなどが栽培されている．一般に，グリーンピース(未熟の種子を食用とする場合)，さやえんどう(未熟のさやを食用とする場合)とよばれている．さやえんどうなどのえんどう類は食品成分表(七訂)追補2016年では野菜に分類される．

グリーンピースの食物繊維の総量は7.7 gと豊富で，そのうち約90％が不溶性食物繊維である．

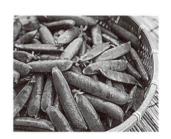

（5）そらまめ

そらまめは，マメ科の一年草または越年草で，野良豆，夏豆，天豆，四月豆，高野豆などさまざまなよび方がある．

人体において，酸化還元酵素のグルコース-6-リン酸脱水素酵素に欠陥があると，そらまめを食べて溶血性貧血を起こし死に至ることがある．そらまめ中毒とよばれ，注意が必要である．また，大豆アレルギーを回避するための代用食品の原料にも用いられることがある．

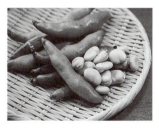

グルコース-6-リン酸脱水素酵素欠陥症
アメリカやヨーロッパでは多いが，日本では少ない．

（6） その他の豆類

① ささげ

あずきは煮ると皮が破れやすいのに対し，ささげは煮ても皮が破れない．赤飯などに，あずきの代替品として使用されることがある．

② ひよこまめ

豆粒の臍の近くによく目立つ鳥のくちばしのような突起があり，文字どおりひよこのような形をしている．日本では生産されておらず，国内の流通品はメキシコ，アメリカなどからの輸入品である．

③ レンズまめ

光学レンズのような形をしている．日本では生産されておらず，国内の流通品はアメリカなどからの輸入品である．

5 種実類

種実類は，硬い皮や殻に包まれた果実や種子の総称である．種実類の中で木の実は「ナッツ」とよばれている．一般的なナッツとしては，アーモンド，マカデミアナッツ，カシューナッツ，ピスタチオ，クルミなどが知られている．

種実類の中には，糖質を豊富に含むもの（ぎんなん，くり，しい，ひしなど）と脂質を豊富に含むもの（アーモンド，カシューナッツ，ココナッツ，マカデミアナッツなど）がある．共通する特徴としては，水分含量が少なく，エネルギーが高いことである．

ナッツ類は，大別すると堅果，核果，種子の3種類に分けることができる．

5.1 堅果

堅果とは，実際の「果実」をイメージしにくいが，外側を非常に硬い殻（皮）に覆われているものを指す．代表的なものとしては，マカダミアナッツやヘーゼルナッツがあげられる．

（1） マカダミアナッツ

マカダミアはヤマモガシ科の常緑樹で，40～50個ほどの花の房から，直径2～3 cmほどの実ができ，成熟して自然落下する．この実は硬い殻で包まれており，中に仁があり，これがマカダミアナッツである．オーストラリア東部のクイーンズランドが原産地のため，クイーンズランドナッツとよばれることもあるが，一般にはマカダミアナッツとよばれる．

可食部100 gあたりおよそ80 gが脂質である．コレステロールはまったく含まれず，脂質はほぼトリアシルグリセロールである．オレイン酸やパルミトレイン酸などの不飽和脂肪酸が豊富に含まれ，とくにパルミトレ

殻斗果
とくにブナ科に属しているものは，台座や帽子状のような格好をした殻に一部または全部覆われている．これを殻斗といい，殻斗に覆われた種実を殻斗果という．

オレイン酸
"善玉"のHDLコレステロールを低下させずに，"悪玉"のLDLコレステロールのみを減少させることが，海外のヒト試験により示されている．

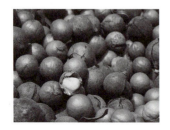

イン酸が脂肪酸全体の約20％を占めているのが特徴である.

(2) ヘーゼルナッツ

ヘーゼルナッツは,カバノキ科の落葉低木セイヨウハシバミの果実で,大きめのどんぐりのような形状の殻の中に入っている.トルコが原産国で,生産量は世界の約75％を占めている.製菓に使用される場合が非常に多く,チョコレートやアイスクリームに用いられる.ほかには,リキュールに漬け込むことによってつくられるヘーゼルナッツリキュールなどが知られている.

また,オレイン酸($C_{18:1}$)の含有量が多く,可食部100 gあたり5 g以上含まれている.

5.2 核果

核果とは,外側の果皮(外果皮)および果肉(中果皮)が内果皮の硬化した硬い核(殻)を取り巻き,核の中に種子があるものをいう.核果の多くは哺乳類や鳥類などの脊椎動物に食べられることで,これらの動物の消化管を通じて糞とともに種子を散布するものが大半である.代表的なものとしては,アーモンド,くるみ,ぎんなん,ココナッツなどがあげられる.

(1) アーモンド

アーモンドは,バラ科サクラ属,つまり桜の仲間で,高さ5〜6 mぐらいになる落葉高木である.食用として栽培されているもののほとんどは,Sweet Almond(甘扁桃仁)である.原産地はアジア西南部と推定されており,現在の世界最大の生産地はアメリカ,カリフォルニア州である.

アーモンドにはビタミンEが豊富(可食部100 gあたり30 mg前後)に含まれている.ビタミンEは脂溶性ビタミンなので,肝臓に取り込まれやすく,活性酸素の働きを弱める作用をもっている.

(2) くるみ

くるみは,クルミ科クルミ属の高さ8〜12 mの落葉高木の総称である.その核果の種子(仁)を加工したナッツである.原産地はヨーロッパ南西部からアジア西部とされ,北半球の温帯地域に広く分布する.

日本では,東北・北関東近辺で「くるみゆべし」としてもち菓子となっている.くるみは材料として入手しやすかったため,江戸時代以前は貴重なたんぱく源と脂肪分として利用された.

n-3系脂肪酸の含有量は種実類の中でも多く,α-リノレン酸は13.3 g(脂肪酸100 gあたり)含まれている.

(3) ぎんなん

ぎんなんは,裸子植物で樹高20〜30 mの落葉高木,イチョウ科の核果である.直径1.5 cm前後のラグビーボール形で,熱すると鮮やかな半

パルミトレイン酸
化粧品などにも使用されているパルミトオレイン酸は,動物実験において脳卒中の予防効果が示されている.

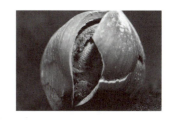

多価不飽和脂肪酸
不飽和結合を二つ以上もつ不飽和脂肪酸のこと.n-3系脂肪酸やn-6系脂肪酸がある.

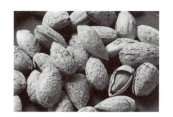

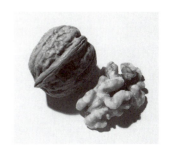

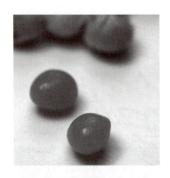

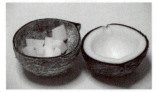

透明の緑色になり，水分を含むと不透明な黄色になる．でん粉が多く含まれているため，モチモチとした独特の食感と歯ごたえがある．ただ，特有の苦味と臭気がある．

ビタミン B_6 の作用を抑制する**ギンコトキシン**が含まれており，食べ過ぎると痙攣などの中毒が起こる．とくに幼児が食べ過ぎた場合は，解毒能力が弱いので注意が必要となる．

（4）ココナッツ

ココナッツは，ヤシ科の単子葉植物，ココヤシの核果である．一般には，ココナツあるいは，椰子の実とよばれる．果実は繊維質の厚い殻に包まれ，その中に硬い殻に包まれた大きな種子がある．種子の内部は大きな胚乳に占められ，周縁部の固形胚乳と中心部の液状胚乳に分かれる．未熟果では固形胚乳を生食するほか，液状胚乳はココナッツジュースとして利用される．成熟果の胚乳を削り取って乾燥させたものを**コプラ**とよび，やし油（ココナッツオイル）の原料として使われる．

やし油は，飽和脂肪酸やラウリン酸（$C_{12:0}$）が50％程度含まれ，常温で固体脂である．食品用途としては，水素添加によりココアバターの代用品として使用される．乳脂肪に性質が近いため，ホイップクリームやコーヒーフレッシュの原料などにも使われる．中鎖脂肪酸の含有量が多い．中鎖脂肪酸は小腸でトリグリセリドへ再合成されず，門脈を経由して直接肝臓で分解され，エネルギーとして消費される．また，肝臓でケトン体が生成され，効率よくエネルギー化されることも知られている．

5.3　種子

種子とは，名前の通り種の部分を食用として用いられているナッツである．種類も多くそのまま食べる以外に，料理でもよく使用されている．

代表的なものとしては，カシューナッツ，らっかせい，ごまなどがあげられる．

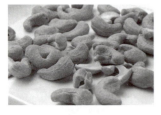

（1）カシューナッツ

カシューナッツは，その歯ごたえと濃厚な食感が好まれ，料理にも広く使用されている．脂質が約50〜70％を占め，炭水化物やたんぱく質，ビタミン B_1 をはじめとするビタミン類，カリウム・リン・亜鉛などの無機質と，5大栄養素を豊富に含むことから，人気のある食品となっている．

（2）らっかせい

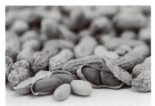

らっかせいは**マメ科**の植物ではあるが，成分的にも利用方法も本来の豆類とは異なっているため，食品成分表では種実類に分類されている．食べるときは，殻のまま炒るか殻を剥いてから炒る．また，殻のまま塩ゆでにする．

脂質を豊富に含む．リン脂質が多く含まれていて，中でもレシチンが多い．レシチンは，その構成成分に含まれるコリンが，神経伝達物質であるアセチルコリンの生成に関わっている．

らっかせいに含まれる脂肪は多価不飽和脂肪酸が多く，リノール酸は14000 mg（可食部100 gあたり）含まれる．

（3）ごま

白ごま，黒ごま，黄ごまなど，種子の外皮の色によって分類される．炒りごま，すりごまなどの食品，ごま油など食用油として食べられている．

ゴマリグナンには，脂質の酸化を防ぐ働きがある．このためごま油は酸化されにくいといわれている．また，ゴマリグナンの成分として**セサミン**と**セサモール**が知られており，体内で発生する有害物質や活性酸素を除去する抗酸化機能が報告されている．

> **国家試験ワンポイントアドバイス**
>
> 材料・加工品ともにアレルギー物質を含む食品として食品衛生法で指定されている．このため，特定原材料を含む旨の表示が義務付けられている．

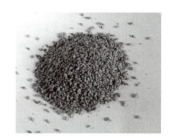

6　野菜類

かつては露地で栽培していため，季節に応じた野菜が栽培されていたが，近年は1年を通して供給できる施設栽培（ガラス室やビニールハウスを利用しての栽培）が取り入れられ，旬(しゅん)がなくなってきている（一例として，生食用トマトの施設栽培品は70％以上を占めている）．最近では技術開発の進歩により，LED照明を活用した水耕栽培なども行われている．

表3.10　野菜類の食用部位による分類

種類	食用部位	おもな野菜	備考
葉菜類	おもに葉を食用とする	キャベツ，しそ，しゅんぎく，チンゲンサイ，ねぎ（葉ねぎ，こねぎ），はくさい，ほうれんそう，レタス，など	緑黄色野菜の大部分 アブラナ科が多い 生食用，調理用，漬け物用として利用
茎菜類	主に茎，りん茎，球茎を食用とする	アスパラガス，たけのこ，たまねぎ，にんにく，もやし，らっきょう　など	ユリ科が多い 独特のフレーバーをもつものが多い 生食や煮物として利用
根菜類	根，地下茎，根茎を食用とする	かぶ，ごぼう，しょうが，だいこん，にんじん，れんこん　など	アブラナ科，セリ科，キク科など 貯蔵性に富む 炭水化物含量が多い
果菜類	果実，種実を食用とする	かぼちゃ（日本かぼちゃ，西洋かぼちゃ），さやいんげん，さやえんどう，きゅうり，しろうり，スイートコーン，トマト，なす，ピーマン　など	ウリ科，ナス科，マメ科など 炭水化物，ビタミンが多い
花菜類	花弁，花托などを食用とする	アーチチョーク，カリフラワー，きく，なばな，ブロッコリー　など	アブラナ科，キク科など

「日本食品標準成分表2020年版（八訂）」の取扱いの留意点について」において，栄養指導上緑黄色野菜とする野菜を赤い太字で示す．

緑黄色野菜と栄養指導

野菜はビタミン，ミネラル，食物繊維などの栄養素を豊富に含んでおり，毎日の食事から摂取しなければならない．しかし，日本では野菜の摂取量は不足し，とくに若い世代で野菜不足が目立つ．野菜は1種類に偏らず，旬の新鮮なものをバランスよく摂取するよう指導することが大切である．生活習慣病の予防・改善の観点からも，意識して野菜を選定するように促すことが重要である．

国家試験ワンポイントアドバイス

野菜の呈味成分，香気成分，色素成分を問う問題がよく出題されている．成分名だけでなく，その成分を含む食品と合わせて理解しておこう．

野菜は食用部位によって**葉菜類**，**茎菜類**，**根菜類**，**果菜類**，**花菜類**に分けられる（表3.10）．また，栄養の面から，可食部100 gあたり，カロテンを600 μg以上含む**緑黄色野菜**とその他の野菜（淡色野菜）に分類されている．一部，カロテン含量が600 μg未満であっても摂取量や利用頻度を考慮して緑黄色野菜とされるもの（トマト，さやいんげん，ピーマンなど）もある．

次に，おもな野菜の性状と利用について述べる．

6.1　葉菜類

（1）キャベツ

アブラナ科に属し，甘藍，球菜ともいう．品種は結球性，非結球性（青汁用のケール）または中間のもの，葉色が淡緑色または緑色のもの，紫色のもの（紫キャベツ），葉が縮れているもの（ちりめんキャベツ），平滑なものなど種々ある．日本ではおもに結球性，緑色，平滑葉で，1年中出荷できるように春どり，夏どり，秋どりの品種が栽培されている．

【成分】必須アミノ酸のリシン（リジン）（52 mg/100 g）は植物性たんぱく質の中では多く含まれている野菜である．ビタミンC（41 mg/100 g）も多い．葉は肉厚で，組織は丈夫なわりには軟らかい．アクの成分がほとんどなく，独特の味をもつ．

【用途】せん切りにしてサラダに用いるなど生食に適する．また，加熱しても形が崩れにくく，調味料の味とよく合う．

（2）ねぎ

ユリ科に属する．古くから各種品種群が各地に普及している．品種としては，土寄せして葉鞘部を軟白する「根深ねぎ」（関東型：白ねぎ，千住ねぎ，下仁田ねぎ など）と，軟白しない「葉ねぎ」（関西型：青ねぎ，九条ねぎ など）に大別され，それぞれに多くの系統がある（図3.14）．一年中生産されているが，とくに冬は味が良い．しかし，貯蔵性は低い．

【成分】葉ねぎには，β-カロテン（1,500 μg/100 g），ビタミンC（32 mg/100 g）が多い．特有の香気成分は**アリシン**である．アリシンは，アリインがアリインリアーゼ（アリイナーゼ）により加水分解されて生じる．そのほか，硫化アリルも関係する．

【用途】特有の香気を生かして，生のまま刻んで薬味に用いるほか，肉や魚の臭いを消す香味野菜として活用されている．また，白く太いところは高温で短時間加熱すると甘味が引き立つため，煮物，焼き物，揚げ物として広く料理に使用されている．

レチノール活性当量（μgRAE）

次式で求める．
レチノール（μg）＋1/12 β-カロテン等量（μg）
第2章も参照．

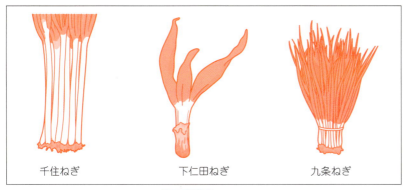

図3.14 ねぎ

参考：https://vegetable.alic.go.jp/panfu/negi/negi8e.GIF

（3）はくさい

アブラナ科に属する．葉の結球性から，結球はくさい，半結球はくさい，不結球はくさいに分けられる．結球はくさいをはくさい（白菜），半結球はくさいおよび不結球はくさいをさんとうさい（山東菜）とよんでいる．一年中出荷されているが，秋冬の出荷量が圧倒的に多い．

【成分】カリウム（220 mg/100 g）とビタミンC（19 mg/100 g）が比較的多い．

【用途】味にくせがないので，どのような味付けにも合う．炒め物，煮物，鍋物，漬け物（塩漬，糠漬，キムチなど）に利用されている．

（4）ほうれんそう

アカザ科に属する．秋まきの東洋種と春まきの西洋種がある．東洋種は茎が長く，葉肉が薄くてアクがない．西洋種は葉肉が厚くてアクが強い．（図3.15）

【成分】通年平均して，β-カロテン（4,200 µg/100 g），カリウム（690 mg/100 g），カルシウム（49 mg/100 g），鉄（2.0 mg/100 g）が多い．ビタミンC含量は冬期に高く，夏期に低い傾向がみられる（夏採り：20 mg/100 g，冬採り 60 mg/100 g）．カルシウムは，ほうれんそうに含まれる**シュウ酸**とシュウ酸塩を形成し，カルシウムの吸収が低下すると考えられている．

【用途】渋味のもとでもあるシュウ酸塩などを除くため，ゆでてから調理する必要がある．お浸し，和え物，鍋物などに広く利用されている．最近は渋味に対する品種改良が進み，下ゆでをせずに生食できるサラダ用ほうれんそうも流通している．

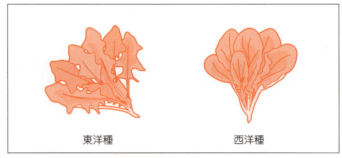

図3.15　ほうれんそう

参考：https://vegetable.alic.go.jp/panfu/spinach/spinach4e.GIF

（5）レタス

　キク科に属する．結球性から非結球性のかきちしゃ，不完全結球性のサラダ菜，結球性の玉ちしゃ（レタス）などがある．サラダ菜は特有の緑色をもち，葉肉が厚く，表面がなめらかである．玉ちしゃは淡緑色で，軟らかく締まった球状をなしている．サニーレタスはサラダ菜と玉ちしゃの雑種で結球していない（図3.16）．

【成分】カリウム（サラダ菜：420 mg/100 g，玉ちしゃ：200 mg/100 g），β-カロテン（サラダ菜：2,200 µg/100 g）が多く含まれている．

【用途】利用方法は生食がほとんどで（サラダ，パンに挟む，炒め物を包む など），スープ，炒め物にも用いる．

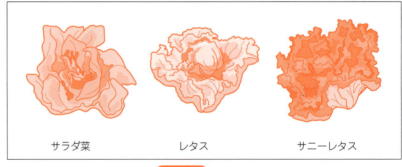

図3.16　レタス

参考：https://vegetable.alic.go.jp/panfu/letuce/letuce6e.GIF

6.2　茎菜類

（1）たけのこ

　竹の幼茎で，日本で広く用いられるのは孟宗竹，淡竹，真竹などである．孟宗竹は春に最も早く出回るもので，肉質が軟らかく品質が良い．

【成分】たけのこの炭水化物はヘミセルロース，ペントサン類が多く，でん粉も含まれる．たけのこの煮汁が白濁するのはチロシンが熱湯に溶け出し，冷却によって結晶化し，沈殿するためである．えぐ味の**ホモゲンチジン酸**やシュウ酸が含まれるため，調理の際はアク抜きをしたものを使用す

る．

【用途】煮物，和え物，吸い物，炊き込みご飯などに用いられる．

（2） たまねぎ

ユリ科に属する．形状により球形，扁平，卵形種に，色調により黄色，赤色，白色種に，さらに味により甘たまねぎと辛たまねぎに分けられている．日本で栽培されている品種の大半は，黄色球形または扁平種の甘たまねぎである．

【成分】特有な芳香の主成分はジプロピルジスルフィド，**催涙成分はチオプロパナール S-オキシド**である．これらは含硫アミノ酸であるアルキルステインスルフィド類が**アリイナーゼ**により分解され生じる．最外部の黄褐色の皮にフラボノイド系色素ケルセチンを含む．炭水化物（8.8 g/100 g）が多く，その組成は果糖，ぶどう糖，しょ糖などである．また，アルギニンとグルタミンを主体としたアミノ酸にも富む．

【用途】特有の刺激臭と辛味を生かして，薄く刻み，サラダなどに香味野菜として用いられる．また，加熱すると甘味を増すので，ハンバーグステーキ，シチュー，カレー，スープなど肉料理には欠かせない野菜である．さらにソース，ケチャップの原料とするほか，乾燥粉末はオニオンパウダーとして香辛料に用いられる．

ケルセチン
活性酸素捕捉活性や皮膚がん発生抑制，またはプロモーション抑制作用がある．

6.3 根菜類

（1） ごぼう

キク科に属する．品種には根の長いもの，短くて太いもの，葉柄基部が赤いもの，淡緑色のものがある．

【成分】多糖類の**イヌリン**（inulin）が多い．アクの成分であるタンニン，クロロゲン酸などのフェノール化合物が多く含まれる．切り口が空気に触れるとごぼうに含まれる**ポリフェノールオキシターゼ**により，フェノール性化合物が酸化され黒変する．

【用途】アク抜きの方法には，下ゆで，水さらし，酢の添加などがある．素朴な香りと強い歯ごたえをもつため，きんぴらごぼう，天ぷら，柳川鍋，豚汁などに用いる．

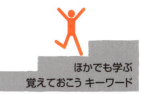

イヌリン（p.42 も参照）
➡食べ物と健康（食品学総論）

（2） だいこん

アブラナ科に属する．品種により，西洋だいこん，中国だいこん，日本だいこんに分けられる（図 3.17）．日本だいこんの守口だいこんは長さ1.2〜1.5 m と長く，桜島だいこんは重さ 10〜15 kg に達する．日本では1年を通じて栽培され，野菜の中で生産量が第1位である．二十日だいこん（ラディッシュ）は西洋だいこんで，20〜30 日でできる早生のものである．

【成分】葉も食用に利用され，β-カロテン（葉：3,900 µg/100 g），ビタミンC（根：12 mg/100 g，葉：53 mg/100 g）を多く含む．辛味成分は**アリル**

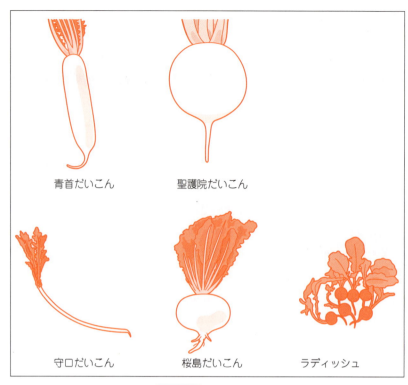

図3.17 だいこん

参考：https://vegetable.alic.go.jp/panfu/radish/radish5e.GIF

イソチオシアネートで，配糖体の形で存在している．だいこん組織が破壊されると自己のもつ酵素**ミロシナーゼ**の作用を受け，アリルイソチオシアネートが遊離して辛味を呈する．辛味はだいこんの先端部と皮に多く含まれる．だいこんおろしを放置しておくとメチルメルカプタンに変化して特有の臭いを発するが，その分辛味は弱まる．

【用途】生食（おろし，なます，刺身のつま など）のほか，煮物，漬け物など利用範囲は広い．また，細く切って乾燥し，切り干しだいこんとしても利用される．

（3）にんじん

セリ科に属する．品種は細長く肉質の締まっているリコピンを含む赤色の**日本にんじん（金時にんじん**など）と，太くて肉質が軟らかく，オレンジ色のカロテンを含む西洋にんじんなどがある．日本で出回っているものの大半は西洋にんじんである（図3.18）．

【成分】野菜の中ではβ-カロテンを最も多く含む（6,900 μg/100 g）．

【用途】煮込み料理，肉料理の付け合わせ，きんぴらごぼう，紅白なますなどに用いられる．

なます
野菜，魚介類などを酢などで調味したもの．

つま
日本料理に特有な添え物．つまを添えることにより料理の美観がよくなり，食欲も増す．

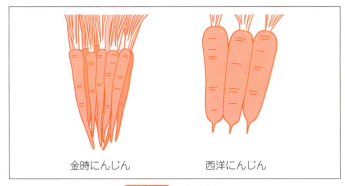

図3.18 にんじん

参考：http://vegetable.alic.go.jp/panfu/carrot/carrot3e.GIF

6.4 果菜類

（1）きゅうり

ウリ科に属する．果皮が薄く肉質がもろくて歯切れの良い華北型と，果肉が硬く肉質は粘質な華南型があり，これらの交配種も育成されている．低温に弱いため保存する際には注意が必要である（**低温障害**）．

【成分】きゅうりの頭部には特有の苦味が含まれ，主成分は**ククルビタシン**である．特有の香りは**キュウリアルコール**である．

【用途】生食（サラダ，酢の物 など）のほか，漬け物，煮物，炒め物など広範囲に利用される．

（2）かぼちゃ

ウリ科に属する．日本で食用にされているかぼちゃは日本かぼちゃ（ちりめん，黒皮，菊座，白菊座 など），西洋かぼちゃ（栗かぼちゃ，芳香青皮，ハッバード，新栗饅 など），ぺぽかぼちゃ（そうめんかぼちゃ など）がある（図3.19）．日本かぼちゃは暗黒色の果皮で縦の溝が深い．西洋かぼちゃは表面がなめらかな球形で，果皮は橙色と緑色のものがある．きゅうりと同様，保存の際は低温障害に注意が必要である．

【成分】主成分の炭水化物（日本：10.9 g/100 g，西洋：20.6 g/100 g）ではでん粉としょ糖が多い．$β$-カロテン（日本：700 μg/100 g，西洋：3,900 μg/100 g）が多く含まれるため，緑黄色野菜の一つである．また，ビタミンC（日本：16 mg/100 g，西洋：43 mg/100 g）も多い．

【用途】かぼちゃは野菜に分類されているが，でん粉を多く含むため，いも類に似た調理，加工がされる．煮物，蒸し物，スープなどの料理，冷凍品，缶詰への加工も行われている．そうめんかぼちゃは完熟した果実を輪切りにしてゆでた後，果肉を引き出すとそうめん状につながって出てくる．これを二杯酢などで食べる．

国家試験ワンポイントアドバイス

低温障害など，食品の保存に関する問題に頻出である．

ぺぽかぼちゃ

北アメリカ原産のかぼちゃの一種．ズッキーニはウリ科の果菜で，ぺぽかぼちゃに属する．

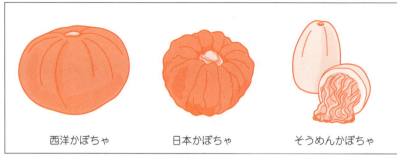

図3.19　かぼちゃ

参考：http://www.kome100.ne.jp/main//contents/cec/c1part/c1vegi/c1kasa/c1kasi.jpg
http://xn--vekaa9723al3ljhe56ct0b03tfl0bur0a.xyz/?...

（3）トマト

ナス科に属する．色によって赤色種，桃色種，黄色種に大別される．生食用は桃色種が多く，加工用には赤色種のものが多い．きゅうりと同様，保存の際は低温障害に注意が必要である．

【成分】トマトの色素はおもにカロテンと**リコピン**で，赤色種にはリコピンが多く，桃色種，黄色種には**カロテン**と**キサントフィル**が多い．ビタミンC（15 mg/100 g）を多く含む．

【用途】トマトは果実と野菜の中間的な特徴のある味をもつとともに，構造も果肉部，種子部，種子を囲む粘質物と多様で，調理，加工への用途はきわめて多い．生食（サラダ，サンドイッチ，付け合わせ）のほか，スープ，シチュー，煮込みなどの料理に広く用いられる．加工品としては，果実を丸ごと水煮したものやジュース，ピューレ（濃縮トマトのうち，無塩可溶性固形分8%以上24%未満），ペースト（濃縮トマトのうち，無塩可溶性固形分24%以上），ケチャップ（濃縮トマトに各種調味料を加え，可溶性固形分25%以上）などがある．

（4）なす

ナス科に属する．形は長形，卵形，丸形に大別され，色は紫，白，緑に大別される（図3.20）．きゅうり，トマトと同様，保存の際は低温障害に注意が必要である．

【成分】皮の紫色はアントシアン系色素の**ナスニン**（紫）とヒアシン（青）による．これらの色素は酸性にすると赤色，アルカリ性にすると青色になるので，漬物などの漬け込み中，乳酸菌などの生成によって酸性となり，赤紫色を呈する．鉄（釘）やアルミニウム（ミョウバン）を加えると色素が金属と反応して安定な青紫色になる．また，ポリフェノールによる褐変も生じやすいため，なすを切ったらすぐに水中に入れ，褐変を防止する．

【用途】炒め物，揚げ物，漬け物などに広く利用されている．

（5）ピーマン

ナス科に属する．とうがらしの一種．緑色の未熟果が流通しているが（食

トマトソースのうま味

トマトにはグルタミン酸ナトリウム（MSG）が多いことが知られていたが，トマトを加熱すると生成するグアニル酸とうま味の相乗効果があることが明らかになった．

資料：日本食品科学工学会誌, 62（8）, 417（2015）.

国家試験ワンポイントアドバイス

アントシアン系色素はpHの変動により色が大きく変化すること，また，金属イオンと錯体を形成することをおさえておこう．

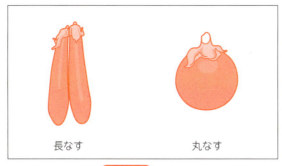

図 3.20 なす

参考：http://vegetable.alic.go.jp/panfu/nas/nas6e.GIF

品成分表では青ピーマンとよぶ.），樹上で完熟させて赤色や黄色になったカラーピーマンも販売されている．パプリカは同族の異なる栽培品種である．

【成分】ビタミンが多く含まれ，とくにβ-カロテン（青：400 µg/100 g，赤：940 µg/100 g，黄：160 µg/100 g），ビタミンC（青：76 mg/100 g，赤：170 mg/100 g，黄：150 mg/100 g）が豊富である．赤ピーマンの赤色はカロテノイド系色素のカプサンチンである．

【用途】大形のものは肉詰めなどに適し，赤ピーマンは中華料理や西洋料理の彩りに使われる．

(6) 未熟豆

未熟な豆（種子）や，さやごとを野菜として利用するものに，えんどう（グリンピース，実えんどう，さやえんどう），大豆（枝豆），いんげんまめ（三度豆，菜豆），ふじまめ（千石豆，味豆）などがある．

カプサイシンとカプサンチン
カプサイシンはトウガラシの果皮に含まれる辛味成分．カプサンチンはカロテノイド色素の一種．赤ピーマンや成熟したトウガラシの果皮に含まれている．

Column

カリウムを多く含む野菜

野菜は無機質（ミネラル）の供給源として重要であり，不足しがちなカリウムの含有量が高いため，積極的に摂取するよう栄養指導する．

腎機能が低下した場合はカリウムの排泄が低下し，高カリウム血症となり，不整脈や心臓停止を引き起こす危険性が出てくる．したがって，カリウムを制限した食事が必要となる．野菜にはカリウムのほか，さまざまな有用成分が含まれているため，摂取を禁止するのではなく，調理法を工夫するよう指導する．たとえば，小さく切って「ゆでこぼす」，「流水にさらす」ことによってカリウムを減らすことができる．しかし，かぼちゃやとうもろこしはゆでてもカリウムが多く残ってしまうため，摂取量には気を付ける必要がある．

参考
農林水産省ホームページ
http://www.naro.affrc.go.jp/publicity_report/publication/laboratory/vegetea/pamph/010749.html
http://www.maff.go.jp/j/syouan/seisaku/risk_analysis/priority/syosanen/eikyo/index.html

カリフラワー，ブロッコリー
どちらもアブラナ科で，キャベツの変種である．食用部分はつぼみ（花球）である．

食品に含まれる硝酸塩
野菜を栽培する肥料に硝酸塩が使用されており，その硝酸塩を根から吸収し，蓄積する．そのため，野菜品種に応じた硝酸塩量の削減が検討されている．

資料：食品安全委員会ファクトシート
https://www.fsc.go.jp/sonota/factsheets/f04_nitrate.pdf

6.5 花菜類

カリフラワー，ブロッコリー，スプラウトブロッコリー，イタリアンブロッコリーはともにアブラナ科に属する．

7 果実類

果実は一般に樹木およびこれに類する木本性植物に結実するものを指しているが，いちご，メロン，すいかなど一年生草本に結実するものも果実とされている．また，子房が肥大したものを**真果**，子房以外の部位が肥大したものを**偽果**という．そして，果実は食用とする部位から，**仁果類**，**準仁果類**，**核果類**，**漿果類**に分けられている（表 3.11）．

水分は 85〜90％，炭水化物，有機酸に富み，液汁を多量に含み，おいしさと爽快感を与える．炭水化物としてはぶどう糖，果糖，しょ糖を主とし，成熟するにつれてしょ糖が果糖とぶどう糖に変化するとともに，有機酸が減少して，酸味が減る．有機酸としてはクエン酸，リンゴ酸を主とし，酒石酸，コハク酸を含むものもある（表 3.12）．ビタミン類，無機塩類が多く，とくにビタミン C が多い．**ペクチン**を多量に含むことは果実成分の特色で，有機酸と砂糖との共存によりゼリー化したものが果実類の代表的な加工品のジャムである（高メトキシルペクチンの性質）．

7.1 おもな果物の性状と利用

（1）仁果類

子房の外側を花托の延長部が包み，これが発達して果肉になったものである．子房は果心部となり，ここに多くの種子がある．

① なし

バラ科に属し，日本なし，中国なし，西洋なしがある（図 3.21）．日本なしは一般に青なし（二十世紀，菊水，新世紀 など）と赤なし（長十郎，新水，幸水，豊水 など）に区別される．果肉内にざらざらした**石細胞**があり，西洋なしに比べて香気が少なく，果肉が硬く，缶詰などの加工には向かない．中国なしはヤーリー，ツーリーなどの品種があり，日本なしと比較すると水分が少なく，炭水化物が多い．西洋なしはラ・フランス，バーレット，プレコースなどの品種があり，完熟前の硬い果実を収穫し，室内で 2 週間程度追熟後，食用とされる．肉質は緻密でねっとりとした特有の歯ざわりをもち，香気が良い．缶詰などの加工用としての需要が多い．

主成分の炭水化物（日本：11.3 g/100 g，中国：12.7 g/100 g，西洋 14.4 g/100 g）の組成はしょ糖，果糖，ぶどう糖，ソルビトールである．石細胞はリグニン，ペントザンからなる．

7 果実類

表3.11 果実類の食用部位による分類

分類		おもな果実
仁果類	偽果	なし，びわ，りんご　など
準仁果類	真果	いよかん，うんしゅうみかん，かき，きんかん，すだち，ゆずオレンジ，グレープフルーツ，レモン　など
核果類	真果	あんず，うめ，さくらんぼ，すもも，なつめ，もも，オリーブ　など
漿果類	真果および偽果	いちじく，ざくろ，ぶどう，クランベリー，ブルーベリー　など

国家試験ワンポイントアドバイス

果実分類はときどき出題されるので，理解しておこう．たとえば
りんご → 仁果類
みかん → 準仁果類

表3.12 果実類に含有される糖類および有機酸組成(%)

	糖類				有機酸			
	ぶどう糖	果糖	しょ糖	ソルビトール	コハク酸	リンゴ酸	酒石酸	クエン酸
なし(日本なし，生)	1.4	3.8	2.9	1.5	←―――未収載―――→			
りんご(皮むき，生)	1.4	6.0	4.8	0.7	0	0.5	0	0
うんしゅうみかん(じょうのう，普通，生)	1.7	1.9	5.3	-	←―――未収載―――→			
かき(甘がき，生)	4.8	4.5	3.8	-	←―――未収載―――→			
レモン(全果，生)	1.5	0.7	0.4	-	-	0.1	-	3.0
もも(生)	0.6	0.7	6.8	0.3	-	0.3	-	0.1
ぶどう(生)	7.3	7.1	0	(0)	-	0.2	0.4	Tr
すいか(赤肉種，生)	(1.9)	(4.1)	(1.5)	-	←―――未収載―――→			
メロン(温室メロン，生)	(1.2)	(1.3)	(6.7)	-	←―――未収載―――→			

文部科学省科学技術・学術審議会資源調査分科会，日本食品標準成分表2015年版(七訂)，科学技術・学術政策局政策課資源室(2015)．

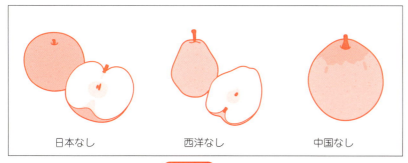

図3.21 なし

参考：http://www.kudamononavi.com/zukan/jpnpear.htm

② りんご

　バラ科に属する．従来，国光，紅玉，インドなどの品種が主体であったが，品種改良が進み，ふじ，つがる，王林，ジョナゴールドなども出回っている．収穫後，長期間保存する方法として **CA貯蔵** (controlled atmosphere storage)が用いられている．CA貯蔵とは貯蔵庫内の大気の組成を人工的に**低酸素**，**高二酸化炭素**に制御し，青果物の呼吸作用を抑制

国家試験ワンポイントアドバイス

食品の保存に関する問題は頻出である．

りんごの褐変予防

りんごを切って放置しておくと，断面が茶色に変色する．これは，りんごの中に含まれるポリフェノール物質(エピカテキンなど)が空気に触れ，酸化されることによるもので，変色を防ぐためには，酸化酵素の働きを抑える必要がある．食塩水やレモン水などに浸けると効果的で，これは空気に触れさせないことよりも，Naイオンがエピカテキンの周辺に壁をつくり，酸化酵素の働きを抑えるからである．

し，品質劣化を防ぎ長期貯蔵する方法である．

【成分】主成分の炭水化物（16.2 g/100 g）の組成は果糖，ぶどう糖，しょ糖などである．有機酸はリンゴ酸，クエン酸がおもなものである．

【用途】ペクチンが多く含まれるため，**ジャム**原料となる．りんごは生食のほか，果汁，缶詰，ジャム，ゼリー，りんご酒，りんご酢，アップルパイなど加工品の種類は多い．

（2）準仁果類

子房の発達した真果で，子房の外果皮および中果皮が果皮に，内果皮が果肉になったものである．

① うんしゅうみかん

品種は多数あるが，大別すると普通うんしゅう（11～12月収穫）と早生うんしゅう（9月収穫）に分けられる（図3.22）．果皮は橙黄色で薄く軟らかでむきやすいのが特徴である．可食部の果肉は9～12個の**じょうのう**に分かれ，さらにじょうのうの中には260個程度の**砂じょう**が存在している．

【成分】主成分の炭水化物（普通：12.0 g/100 g，早生：11.9 g/100 g）の組成は，しょ糖，果糖，ぶどう糖である．有機酸も含み，そのほとんどがクエン酸である．ビタミンC（普通：32 mg/100 g，早生：35 mg/100 g）含量が多い．

【用途】生食が多いが，果実飲料，缶詰などにも加工されている．果肉の色はカロテノイド系色素の**β-クリプトキサンチン**で，果皮や果肉に含まれるフラボノイド系色素の**ヘスペリジン**は，みかん缶詰のシロップの白濁の原因になることがある．

準仁果類
オレンジ，グレープフルーツなど，かんきつ類も含まれる．

国家試験ワンポイントアドバイス
主要食品の色素成分について整理しておこう．
とくに，植物性食品ではカロテノイド系色素とアントシアン系色素に関する出題が多い．

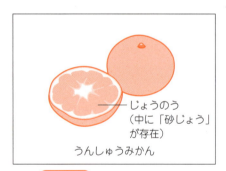

図3.22　うんしゅうみかん
参考：http://www.kudamononavi.com/zukan/mikan.htm

② かき

品種は多数あるが，大別すると甘がき（富有，次郎，伊豆，西村早生 など）と渋がき（富士，西条，平核無 など）がある．

【成分】主成分の炭水化物（甘：15.9 g/100 g，渋：16.9 g/100 g）の組成はぶどう糖，果糖である．かき特有の色はアントシアン，カロテノイドによる．ペクチンも多く含まれる．渋味は**タンニン**である．水溶性のタンニン

が存在する渋がきや未熟の甘がきは渋味を呈するが，これが成熟あるいは渋抜きなどで不溶性に変化すると渋味を失い甘くなる．

【用途】渋抜き法としては，さらしがきにする方法（湯抜き法，アルコール抜き法，二酸化炭素抜き法 など）と，干しがきにする方法がある．さらしがきは，分子間呼吸によりアセトアルデヒドが生成し，タンニンと反応して水に不溶性のコロイドとなるため渋味を感じなくなる．干しがきは，皮をむくことにより果実の表面に薄い膜ができ，酸素を通さなくなるため，分子間呼吸が起こり，エタノールが発生し，これがアルデヒドに変化しタンニンと反応する．干しがき表面の白い粉はぶどう糖と果糖が結晶化したものである．

③ レモン

ミカン科に属する．フランス語ではシトロン，中国語では枸櫞（くえん）ともいい，クエン酸の名前の由来となっている．果実は楕円形で，色は黄色をしており，果皮は硬く，強い芳香を有する．

【成分】主成分の炭水化物（全果，生 12.5 g/100 g）の組成はぶどう糖，果糖である．ビタミンC（100 mg/100 g）を豊富に含んでいる．クエン酸が多いため強い酸味を示す．皮にはリモネンが含まれており，香りの主成分となっている．

【用途】多岐に渡り，マーマレード，レモン果汁，ジュース，レモネードなどに用いられる．

（3） 核果類

子房が発達した真果である．果皮は外果皮で，可食部としての果肉は中果皮に相当する．内果皮は硬い核となり，内部には種子が形成される．

① もも（図3.23）

バラ科に属する．品種は多いが，大別して，果肉の核からの離れやすさから，離れやすい離核種（りかく），離れにくい粘核種（ねんかく），果肉の色調から白色の白肉種（はくにく）と黄色の黄肉種（おうにく）がある．

【成分】主成分の炭水化物（10.2 g/100 g）の組成はしょ糖，果糖，ぶどう糖である．有機酸の主成分はリンゴ酸とクエン酸である．黄肉種はカロテノ

さらしがきでの分子間呼吸

「渋を抜く」とは渋味（シブオール．タンニンの一種）を除去するのではない．アルコールや二酸化炭素をかけると分子間（嫌気的）呼吸が盛んとなり，生じたアセトアルデヒドが水溶性の渋味成分と結合してシブオールが不溶性のコロイドとなるからである．

クエン酸
citric acid

アミグダリン

うめのほか，あんず，もも，びわなどのバラ科サクラ属の未熟果実の仁に多く含まれる青酸配糖体．完熟するとアミグダリンは消失する．

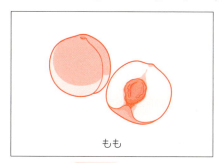

図3.23　もも

参考：http://www.kudamononavi.com/zukan/peach.htm

イド系色素を含む．

【用途】生食のほか，缶詰，ネクター，ジャムなどに加工される．

② うめ

バラ科に属する．日本では古くから栽培されている．

【成分】果実はクエン酸やリンゴ酸を含み，酸味が強い．うめの核には**アミグダリン**があり，未熟のものは核が軟らかく砕けやすいため，砕けるとアミグダリンは酵素分解によって青酸を生じる．

【用途】うめは昔からさまざまな形で食用とされ，梅干，梅漬，梅びしお，砂糖漬，のし梅，ジャム，梅酒などに加工されている．

梅びしお
すりつぶした梅肉に水を加えて煮た後に裏ごしして，砂糖やみりんを加えて弱火で練り上げたもの．

のし梅
梅の果肉を使ったゼリー状の和菓子．

(4) 漿果類

果肉が軟らかく，多汁質の果実である．

① ぶどう

ブドウ科に属する．品種は多く，ヨーロッパ種（カベルネ・ソーヴィニヨン，シャルドネ，甲州 など）とアメリカ種（デラウェア，キャンベルアーリー など）に大別される（図 3.24）．また，果色は赤色，黒色，白色など多様である．

【成分】主成分の炭水化物（15.7 g/100 g）のほとんどはぶどう糖と果糖である．有機酸は**酒石酸**と**リンゴ酸**である．

【用途】ぶどうは生食のほかに，ワイン，ジュース，干しぶどうなどの加工原料となる．

国家試験ワンポイントアドバイス
アントシアン系色素はpHの変動により色が大きく変化すること，また，金属イオンと錯体を形成することをおさえておこう．

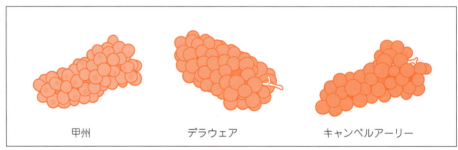

図 3.24 ぶどう

参考：http://www.kudamononavi.com/zukan/grape.htm

(5) その他

① すいか

ウリ科に属する．大型・中型・小型・丸型・だ円球型，しま有・無，赤肉・黄肉などの組み合わせで数多くの品種がある．

【成分】主成分は炭水化物（9.5 g/100 g）で，その組成は果糖，しょ糖が主である．利尿作用を高める**シトルリン**が多い．すいかの赤色色素はカロテノイド系色素の**リコピン**とカロテンである．

【用途】生食がほとんどで，果肉のシロップ漬もある．また，外皮は漬物として利用できる．

② メロン

　ウリ科に属する．品種はカンタロープ，網目メロン，冬メロンの3種に大別される．これらの中で，カンタロープおよび網目メロンのうち，芳香に富み，温室で栽培されるものを温室メロン（アールスナイト，アールスメロン，クレストアールス，マスクメロン）とし，冬メロンなどの主として露地で栽培されるものを露地メロン（プリンス，エリザベス，しらゆき，キンショウ，コザック，夕張 など）としている（図3.25）．

【成分】主成分の炭水化物（10.3 g/100 g）の組成はしょ糖，果糖，ぶどう糖である．露地メロンの果肉は緑色のものと赤色のものがあり，ビタミンA含量に差が生じる（緑肉種，生：140 μg/100 g，赤肉種，生：3,600 μg/100 g）．これまでは「緑肉種」のビタミンAの成分値を食品成分表の本表に示し，「赤肉種」を備考に示していたが，食品成分表（七訂）では「赤肉種」が新たに細分化されて本表に収載された．

【用途】メロンは全般に高い芳香をもち，果肉は軟らかく多汁で，ほとんど生食される．

β-カロテン当量（μg）
= β-カロテン（μg）+ $\frac{1}{2}$ α-カロテン（μg）+ $\frac{1}{2}$ β-クリプトキサンチン（μg）
メロンを例に求めてみよう．

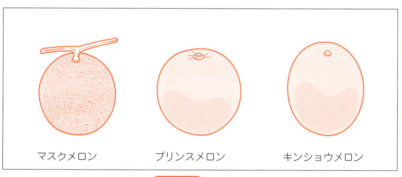

図3.25　メロン
参考：http://www.kudamononavi.com/zukan/melon.htm

7.2　果実飲料

　日本農林規格（JAS）では，オレンジ，うんしゅうみかん，グレープフルーツ，レモン，りんご，ぶどう，パインアップル，ももなどを原料とした果実飲料を表3.14に示すように，濃縮果汁，果実ジュース，果実ミックスジュース，果粒入り果実ジュース，果実・野菜ミックスジュース，果汁入り飲料に分類している．

Column

毎日くだもの200グラム運動

私たちの日常の食生活において不足しがちな果物は，さまざまな生活習慣病に対する予防効果が高いため，1人1日200g以上の果物を摂取するよう提唱されている．「毎日くだもの200グラム運動」(図3.26)を日本人の毎日の食生活に果物を定着させるため，果物の小売業者，生産団体，その他の関係機関などが，果物の販売活動や果物に関する知識の普及啓発活動を行っている．果物はビタミンC，ビタミンA，ビタミンB_1，食物繊維，カリウムなどの重要な摂取源である．そのほかにビタミンE，ビタミンB_2，ビタミンB_6，葉酸なども果物から摂取することができるため，表3.13に示すような果物を摂取するよう，目安量が提示された．

また，1日に「何を」「どれだけ」食べたら良いかを考える際，食事の望ましい組み合わせとおおよその量を示した「食事バランスガイド」においても，果物は1日おおよそ200gが目安とされている．栄養のバランスを指導する際，1回の食事に使用する食品の重量や，食品の個体重量を把握しておく必要がある．

1991年(平成3)，アメリカではPBH(農産物健康増進基金)とNCI(米国国立がん研究所)が協力して「5-A-DAY(ファイブ・ア・デイ)」という健康増進運動が始まった．野菜や果物の摂取は，生活習慣病発症のリスクを抑える可能性が高いという科学的根拠をもとに運動を展開した．その結果，アメリカ国内では野菜や果物の摂取量が増加傾向に，また生活習慣病での死亡率が減少傾向になるなど，この運動の成果が広がっている．この運動は諸外国にも広まり，日本でも日本版の「5-A-DAY」運動として，「1日5皿分(350g)以上の野菜と200gの果物を食べましょう」というスローガンで運動が進められている．

表3.13 果物200g摂取するための目安個数

名称	目安量	名称	目安量
うんしゅうみかん	2個	デコポン	1個
りんご	1個	グレープフルーツ	1個
日本なし	1個	バレンシアオレンジ	2個
かき	2個	くり	12個
ぶどう	1房	さくらんぼ	40粒
もも	2個	すもも	3個
キウイフルーツ	2個	西洋なし	1個
なつみかん	1個	パインアップル	0.3個
はっさく	1個	びわ	6個
いよかん	1個	バナナ	2本

注：かき，ももは2個であるが，大きめのものは1個である．
注：ぶどうは1房であるが，デラウエア等の小粒系は2房，巨峰等の大粒は2分の1房である．
参考：農林水産省ホームページ
http://www.maff.go.jp/j/seisan/ryutu/fruits/f_syohi/index.html

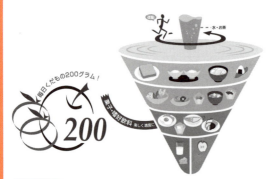

図3.26 「毎日くだもの200グラム運動」ロゴマークと「食事バランスガイド」

表3.14 日本農林規格(JAS)による果実飲料の分類

果実飲料	定義
濃縮果汁	果実の搾汁を濃縮したものもしくはこれに果実の搾汁，果実の搾汁を濃縮したもの，もしくは還元果汁を混合したもの，またはこれらに砂糖類，蜂蜜等を加えたもの．糖用屈折計示度が基準値以上のもの
果実ジュース	1種類の果実の搾汁もしくは還元果汁またはこれらに砂糖類，蜂蜜等を加えたもの
果実ミックスジュース	2種類以上の果実の搾汁もしくは還元果汁またはこれらに砂糖類，蜂蜜等を加えたもの
果粒入り果実ジュース	果実ジュースに果粒を加えたもの
果実・野菜ミックスジュース	果実ジュースに野菜搾汁を加えたもの．果実の搾汁または還元果汁の原材料に占める重量の割合が50％を上回るもの
果汁入り飲料	果実ジュースの使用割合が糖用屈折計示度の基準値に対して10％以上100％未満のもの

農林水産省　日本農林規格(JAS)より抜粋

Point!

濃縮還元とストレート果汁の違い

果汁100％ジュースは製法の違いで，濃縮還元タイプとストレートタイプに分類される．濃縮還元タイプは，果実の搾汁を濃縮後，冷凍保存し，容器に詰める前に加水し，元の果汁濃度に戻す．一方，ストレートタイプは，果実の搾汁をそのまま低温保存し，容器に詰める．保管や輸送コストの観点から，市販されている果汁100％ジュースは，濃縮還元タイプの方が多く流通している．

8　きのこ類

きのこはカビや酵母と同じ菌類の仲間である．菌類は菌糸からできているが，胞子をつくるために集まって子実体になる．きのこの種類は非常に多く，数千にも及ぶといわれている．このうち日本で知られているのは200種ほど，一般に市販されているものは20種程度である（図3.27）．きのこは胞子のつくり方で担子菌類と子のう菌類に分けられているが，市販されているきのこの大部分は担子菌類である．

一般に栄養価は低く，消化も良くないが，特有の香りと風味が賞味される（表3.15）．うま味成分として**5′-グアニル酸**（5′-guanylic acid），遊離アミノ酸，トレハロース，マンニトールなどを含む．おもなきのこの性状と利用について，次に述べる．

表3.15 きのこの嗜好成分と特殊成分

名称	特徴
5′-グアニル酸	しいたけのうま味成分
レンチオニン	しいたけの香気成分
1-オクテン-3-オール	まつたけの香気成分　別名：マツタケオール
ケイ皮酸メチル	まつたけの香気成分
エルゴステロール	プロビタミンD_2

第3章　植物性食品

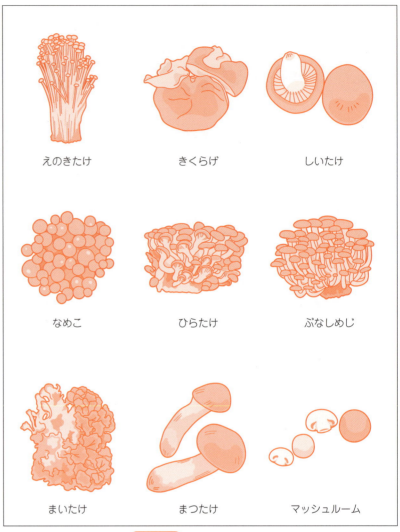

図3.27　代表的なきのこ
参考：http://vegetable.alic.go.jp/panfu/kinoko/kinoko2e.GIF

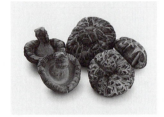

冬菇

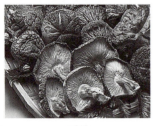

香信

> **国家試験ワンポイントアドバイス**
>
> 食品の呈味成分，香気成分，色素成分を問う問題がよく出題されている．成分名だけでなく，その成分を含む食品と合わせて理解しておこう．

① しいたけ

　キシメジ科に属し，しい，くぬぎなどの広葉樹の枯木や切り株に生える．人工栽培が盛んに行われている．栽培品種は寒い時期に成長してかさが開かず内側に巻き込んだ肉の厚い**冬菇**（どんこ）と，春・秋に発生してかさの開いた肉の薄い**香信**（こうしん）の2種類がある．

【成分】ビタミンD_2の前駆体の**エルゴステロール**を多く含む．うま味は$5'$-グアニル酸とグルタミン酸などの遊離アミノ酸による．特有の香気成分として**レンチオニン**を含む．

【用途】しいたけは乾燥保存できるのが特徴である．香りと味を生かして，生しいたけは焼き物，炒め物，きのこ飯など，干ししいたけは水で戻してスープ，煮物，五目飯など，さまざまな料理に広く利用されている．

② まつたけ

　キシメジ科に属する．秋に赤松，黒松などに寄生する香り高いきのこである．人工栽培が困難で，野生のものに頼るため，年により生産量が異なり，高価である．収穫時，地表からわずか 1〜2 cm 程度顔を出したところを見きわめ，採取するので熟練の技が必要である．特有の香気成分は **1-オクテン-3-オール** と **ケイ皮酸メチル** である．まつたけは香りを生かした日本料理に珍重される．

③ マッシュルーム（和名：つくりたけ）

　ハラタケ科に属し，シャンピニオンともいう．世界で最も広く栽培されているきのこである．ホワイト種，クリーム種，ブラウン種の3系統がある．人工栽培することができる．香りは乏しいが，グルタミン酸が多いので味は良い．スープ，サラダ，バター炒めなど西洋料理に多く使われる．また，長期保存のため，びん詰，缶詰，冷凍品などに加工される．

まつたけの香料

現在，食品企業や大学などで人工栽培技術の確立に向けた研究が行われている．まつたけ特有の香り成分の1-オクテン-3-オールとケイ皮酸メチルは人工合成されており，「マツタケエッセンス」などとして市販されている．

9　藻類

　海水や淡水中で光合成による独立栄養により生活している植物種を **藻類** という．葉緑素により水中で効率的に化学エネルギーを得るために，生息する水深により色調が異なるのが特徴である（表3.16）．

　含有成分として，不溶性食物繊維であるセルロースや，水溶性食物繊維のアルギン酸，フコイダン，寒天質などの粘質多糖類（ネバネバ成分）を含み，コレステロールや血圧の低下作用，血糖上昇抑制など機能性成分としても注目されている．ビタミンではプロビタミンAのカロテンやビタミンB群，ビタミンCも多い．ミネラルではヨウ素やカルシウムが多く，鉄やマグネシウムも含有する．うま味成分ではグルタミン酸やアスパラギン酸が多いのが特徴である．

藻類の食物繊維総量

食品成分表（七訂）では，「ネバネバ成分が多く水溶性食物繊維と不溶性食物繊維の分別が難しいことから，藻類の食物繊維は総量のみで示されている．

表3.16　藻類の分類

分類		おもな藻類
海藻類	緑藻類	あおさ，あおのり，ひとえぐさ，クロレラ
	褐藻類	こんぶ，わかめ，ひじき，もずく
	紅藻類	あまのり，てんぐさ
淡水藻類	藍藻類	すいぜんじのり

（1）緑藻類

① あおさ

　一般的にはあなあおさを指し，あおさ汁としたり，乾燥粉末状の青粉としてたこ焼き用のふりかけなどに利用される．

② あおのり

　すじあおのりやうすばあおのりが有名で，乾燥してすき青のりやもみ青

のり，あるいはふりかけや佃煮として利用される．

（2） 褐藻類

① こんぶ

まこんぶ(真昆布)，りしりこんぶ(利尻昆布)，おにこんぶ，みついしこんぶ，ながこんぶなどが知られており，北海道がおもな産地となっている．まこんぶやりしりこんぶは上等品で，だし用やとろろ昆布，昆布菓子として利用される．こんぶにはうま味成分のグルタミン酸が多く含まれるほか，干しこんぶの表面の白い粉(糖アルコールのマンニトール)は甘味を呈する．

② わかめ

北海道から九州まで養殖がさかんで，おもに乾燥品として流通する．近年ではわかめスープや即席みそ汁の材料としてインスタント食品にも使用されている．

鳴門わかめは灰をまぶして乾燥させたもので，徳島県名産の灰干しわかめである．灰のアルカリ成分がクロロフィルの分解を防止し，アルギン酸分解酵素の抑制にも作用するため，弾力のある鮮やかな緑色のわかめとなる．

（3） 紅藻類

① あまのり

あさくさのり(浅草のり)，すさびのりなど，多くの種類が各地で生産されている．江戸時代には東京湾で獲れたものも流通し，浅草のりとして引き継がれている．現在では有明海周辺で生産がさかんである．

② てんぐさ

てんぐさにはさまざまな種類があるが，まくさを指すことが多い．寒天の原料としてゼリーやようかん，あるいは科学実験用として利用される．

（4） 藍藻類

すいぜんじのり(水前寺のり)は淡水に生息する藍藻類で，生産量が少なく独特の風味をもつため希少品として酢の物や佃煮に使用されている．

国家試験ワンポイントアドバイス

クロロフィルは，酸性下で分解されフェオフィチン(黄褐色)になるが，アルカリ下では安定型のクロロフィリン(あざやかな緑色)となる．クロロフィルの分解は化学構造内のMgの離脱により生じる．

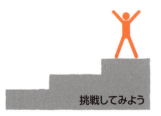

挑戦してみよう

復習問題を解いてみよう
https://www.kagakudojin.co.jp

第 4 章

動物性食品

この章で学ぶポイント

★動物性食品の分類と特徴について学ぼう.
★植物性食品にはない栄養成分や機能性について理解しておこう.
★食品加工過程での成分変化について理解しよう.

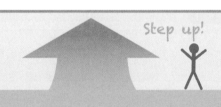

◆ちょっと学ぶ前に復習しておこう◆

――たんぱく質――
アミノ酸がペプチド結合により連結したポリペプチド. 等電点, 塩溶などについて思い起こしておこう.

――食品成分の相互作用――
油脂の自動酸化, アミノカルボニル反応を始め, 食品成分の変化を把握しておこう.

――食品の二次機能――
肉の保存中の色素成分の変化や, チーズなどの熟成による風味変化について思い起こしておこう.

第4章 動物性食品

1 魚介類

世界の魚介類消費量と資源確保の取り組み

日本での魚介類の消費は減っているが，地球規模では魚介類の消費は増加している．持続可能な開発目標（SDGs）14 とも連携し，環境に配慮した漁法による漁業（MSC 認証），環境に配慮した養殖漁業（ASC 認証）といった認証制度を受けた魚介類が日本でも広がっている．最近では，日本初の MEL 認証制度も導入された．

魚介類は，日本人にとっての貴重なたんぱく質源として古くから利用されてきた．食用にする魚介類の年間供給量は，1960 年（昭和 25）には 27.8 kg/人であった．その後，肉類ほどではないがわずかに消費量は上昇していた．2011 年度（平成 13）の 40.2 kg/人をピークに減少に転じ，2014 年（平成 26）では 27.3 kg/人と 54 年前とほぼ同じレベルとなっている．

一方，世界的には水産資源の枯渇が始まっている．FAOによると世界の食用魚介類の消費量は最近 50 年間で約 2 倍に増加し，推計では 2023 年には 1 人あたりの消費量は年間 20.9 kg になるとされている．

日本においても，近海の水産資源を持続的に使用するために漁獲高を管理する漁獲可能量（total allowable catch，TAC）を 1996 年（平成 8）から設定している．対象となる魚種は，さんま，すけとうだら，まあじ，まいわし，さば・ごまさば，するめいか，ずわいがにである．

1.1 魚介類の栄養成分：どのような栄養素を摂取しているか

2013 年（平成 25）の国民健康・栄養調査における食品群別栄養素等摂取量調査の結果をもとに，1 歳以上の日本人が魚介類から摂取している栄養素の割合を**表 4.1** に示した．日本人は，6％程度のエネルギーを魚介類から摂取しているが，摂取総量に対する主要栄養素の割合は，たんぱく質が 20.1％，脂質が 9.2％，炭水化物が 0.7％である．

表4.1 食品群別栄養素等摂取量における魚介類の寄与

	摂取量 g	エネルギー kcal	たんぱく質 g	脂質 g	脂肪酸 g				コレステロール mg	炭水化物 g	食物繊維 g		
					飽和脂肪酸	一価不飽和脂肪酸	n-6系脂肪酸	n-3系脂肪酸			総量	水溶性	不溶性
総量	2,019.1	1,872.8	68.9	55.0	15.1	18.8	9.3	2.2	306.6	258.6	14.2	3.3	10.4
魚介類	72.8	112.5	13.9	5.0	1.1	1.6	0.3	0.9	64.3	1.8	0.0	0.0	0.0
摂取比率	3.6%	6.0%	20.1%	9.2%	7.0%	8.4%	2.9%	40.9%	21.0%	0.7%	0.0%	0.0%	0.0%

	ビタミンA µgRE	ビタミンD µg	ビタミンE mg	ビタミンK µg	ビタミンB_1 mg	ビタミンB_2 mg	ナイアシン mgNE	ビタミンB_6 mg	ビタミンB_{12} µg	葉酸 µg	パントテン酸 mg	ビタミンC mg
総量	516.2	7.5	6.4	219.6	0.85	1.13	14.4	1.11	6.1	279.6	5.41	94.3
魚介類	19.8	5.8	0.9	0.4	0.07	0.12	4.0	0.17	4.3	8.5	0.45	0.9
摂取比率	3.8%	77.8%	14.5%	0.2%	8.0%	10.6%	27.7%	15.6%	69.9%	3.0%	8.4%	0.9%

	ナトリウム mg	食塩相当量 g	カリウム mg	カルシウム mg	マグネシウム mg	リン mg	鉄 mg	亜鉛 mg	銅 mg
総量	3,868.0	9.8	2,230.6	503.7	239.2	978.0	7.4	8.0	1.12
魚介類	289.3	0.7	196.7	39.4	22.8	159.1	0.7	0.7	0.10
摂取比率	7.5%	7.5%	8.8%	7.8%	9.5%	16.3%	10.0%	9.0%	8.5%

国民健康・栄養調査結果（表 9）より算出．

魚介類から多く摂取している栄養素は，n-3系脂肪酸が約40％，コレステロールが約20％，ビタミンDは約78％，ナイアシンが約28％，ビタミンB$_{12}$が約70％の割合である．その他，ビタミンEが14.5％，ビタミンB$_2$が10.6％，ビタミンB$_6$が15.6％，リンが16.3％，鉄が10.0％となっており，日本人にとって貴重な食資源となっている．

（1）魚介類に含まれるたんぱく質

魚類のたんぱく質は，水に対する溶解性から**筋形質たんぱく質**，**筋原線維たんぱく質**，**肉基質たんぱく質**に分けることができる（表4.2）．筋肉中の色素たんぱく質である**ヘモグロビン**，**ミオグロビン**ともっとも水溶性が高いミオゲンが筋形質たんぱく質に含まれる．また，**ミオシン**，**アクチン**が筋原線維たんぱく質に，**コラーゲン**，**エラスチン**などの水に不溶性のたんぱく質が肉基質たんぱく質に含まれる．

一般的に，水溶性の筋形質たんぱく質は，白身魚に比べて赤身魚に多く含まれ，全たんぱく質に対する筋形質たんぱく質の割合も赤身魚で多い．また，筋原線維たんぱく質は魚種によるばらつきが多く，肉基質たんぱく質は，魚の部位でのばらつきが大きい．また，魚類は畜肉類に比べて水に不溶性の肉基質たんぱく質の割合が少なく，死後硬直直後の筋肉でも刺身として適度な食感を楽しんで食することができる．

いか，たこや軟体動物に属する貝類の筋肉は，斜紋筋とよばれる魚類や動物とは異なる形態の組織でできている．そのため，いかやたこの頭部は横方向に裂けやすい．

筋形質たんぱく質
筋漿たんぱく質とよばれることもある．「漿」は濃い液体を示す言葉である．筋肉に含まれるたんぱく質のうち，水に不溶性の筋原線維たんぱく質を除いた水に溶けるたんぱく質を示す．

節と田麩
全たんぱく質あたりの筋形質たんぱく質は，かつおで35〜39％，さばで43〜56％であるのに対し，白身魚のたいでは21.5％，すけとうだらでは12〜18％である．筋形質たんぱく質は加熱すると凝固するが，赤身魚では含有量が多いので筋原線維たんぱく質間同士を接着する方向に働き，「節」を形成する．
一方，白身魚では筋形質たんぱく質含量が少ないため，筋原線維たんぱく質が分離してほぐれて「田麩」となる．

肉基質たんぱく質
魚介類では「筋基質たんぱく質」とよぶこともある．

表4.2 魚介類と畜肉の筋肉たんぱく質組成（％）

		筋形質たんぱく質	筋原線維たんぱく質	肉基質たんぱく質
水溶性，塩溶性		水溶性	塩溶性	不溶性
存在箇所		筋細胞間または筋原線維間	筋原線維	筋隔膜，筋細胞膜，血管などの結合組織
たんぱく質の代表例		ヘモグロビン ミオゲン ミオグロビン	ミオシン アクチン	コラーゲン エラスチン
魚介類	赤身魚 まさば	38	60	1
	赤身魚 まいわし	34	62	2
	白身魚 たい	31	67	2
	白身魚 たら	21	76	3
	頭足類 するめいか	12〜20	77〜85	2〜3
	頭足類 はまぐり（閉殻筋，貝柱）	41	57	2
畜肉	仔牛	24	51	25
	豚	20	51	29

瀬口正晴・八田一編，『食品学各論』〈新食品・栄養科学シリーズ〉，表4.2を参考に抜粋・改変して作成．

脂質含量の変動

一般にもっともおいしく、収穫量が多く、価格が安い時期を「旬」というが、魚類の場合、旬の時期は脂質含量が多い時期とほぼ一致している。旬に脂肪含量が高いのは、蓄積脂肪含量が高くなるためである。

初がつおと戻りがつお

食品成分表(七訂)では、初がつお(春獲り)と戻りがつお(秋獲り)が別々に収載されている。次に示すように脂質含量が大きく異なるためである。

かつお　春獲り　生　0.5 g/100 g
かつお　秋獲り　生　6.2 g/100 g

食品成分表では1食品1成分値が基本とされているが、その例外の一つである。

魚介類の炭水化物含量

食品群別栄養素等摂取量調査において魚介類からの炭水化物含量が少ないのは、魚介類、とくに魚類の炭水化物含量が少ないためである。そのため、日本食品標準成分表における魚介類の炭水化物含量は、差引き法ではなく、全糖量測定によって算出されている。同様の測定が行われているのは、肉類と卵類である。

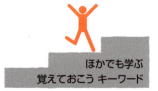

アスタキサンチン
➡食べ物と健康(食品学総論)

（2）魚介類に含まれる脂質

魚介類の脂質も、中性脂質(トリアシルグリセロール)、リン脂質やコレステロールを主成分とする。細胞全体に存在し生体の栄養状態でほとんど変動しない**組織脂質**と、トリアシルグリセロール(中性脂質)を中心とし生体の栄養状態や年齢、環境で変化する**蓄積脂質**からなる（**表 4.7** 参照）。魚類における脂質含量は、腹肉＞背肉、表層肉＞内層肉、血合肉＞普通肉、が一般的である。

栄養学的には、魚介類の中性脂質を構成する脂肪酸は、**エイコサペンタエン酸**(EPA、または、**イコサペンタエン酸** IPA、$C_{20:5}$)、**ドコサヘキサエン酸**(DHA、$C_{22:6}$)といった n-3系多価不飽和脂肪酸(PUFA)が多く、魚介類の特徴といえる。EPA や DHA は一般的には、体内で合成できない必須脂肪酸として扱う。

バラムツやアブラソコムツは、脂肪酸と一価アルコールのエステルであるワックスを筋肉内に大量に蓄積している。ワックスはヒトの消化管では消化吸収できないため、これらの魚類を摂取すると下痢を起こす。バラムツやアブラソコムツは、食用とすることを食品衛生法で禁止されている。

（3）魚介類に含まれる炭水化物

魚類に含まれる炭水化物は少ない。貝類は、エネルギーの蓄積形態がグリコーゲンであり、魚類に比べ炭水化物含量が多く、5％を超えるものもある。

（4）魚介類に含まれる微量成分

魚介類にビタミンCはほとんど含まれない。脂溶性ビタミンは比較的含量が多く、ビタミンA、ビタミンDなどが多い。また、一般的に普通肉よりも血合肉(p.87 参照)にビタミンは多く含まれる。

丸ごと食する小型魚やえびは、カルシウムの供給源として重要な食品の一つである。また、銅を含む血色素であるヘモシアニンを有する軟体動物(血液が青い)には銅含量が多い。

（5）魚介類に特徴的な成分

① 魚介類に特徴的な色素成分

魚類の筋肉の色は、おもに血色素である**ミオグロビン**によるものである。ミオグロビンは鉄を含む色素であり、食肉と同様に酸素との結合状態と鉄の酸化還元状態で色調が変化する（**図 4.4** 参照）。まぐろやかつおのような赤身魚とかれいやたらのような白身魚があるが、色の違いは、ミオグロビンの含量の違いによるものである。赤身魚でも血合肉にミオグロビン含量が多い。

アスタキサンチンは、水産物に広くみられるカロテノイド系色素である。通常は、たんぱく質や脂質と結合した複合アスタキサンチンの状態で存在している。えびやかにを加熱すると赤くなるのは、複合アスタキサンチン

のたんぱく質部分が変性するためである．

② 水産物の風味に関わる成分

水産物から水や熱水で抽出される成分（水さらし，煮るという操作とほぼ同じ）で，栄養素や色素を除いたものを**エキス成分**という．魚介類のエキス成分には窒素化合物が多い．

ⅰ）アミノ酸とその誘導体

一般的に，白身魚に比べて赤身魚にはアミノ酸やペプチドが多い．また，赤身魚には，ジペプチドのカルノシン（β-アラニンとヒスチジン）やアンセリン（β-アラニンとメチルヒスチジン）が含まれる．

軟体動物では，アミノ酸類縁化合物である**タウリン**が含まれる．アミノ酸のアミノ基に 3 個のメチル基が結合したベタイン類（グリシンベタイン，カルニチン）は，魚介類の甘味やうま味に関連する．

赤身魚には**ヒスチジン**が多く含まれるが，体表に付着した微生物がもつヒスチジンを**ヒスタミン**に変換する酵素（**脱炭酸酵素**）によってヒスタミンが発生し，ヒスタミン中毒を引き起こすことがある．

ⅱ）核酸成分

イノシン酸（IMP）やアデニル酸（AMP）は魚介類のうま味成分である．魚介類の筋肉中のアデノシン三リン酸（ATP）は死後に分解し，ATP → ADP → AMP → IMP（イノシン酸）→ HxR（イノシン）→ Hx（ヒポキサンチン）という経路で分解するものが主である．IMP は代表的なうま味成分である．

ⅲ）その他

貝類のうま味成分は，窒素化合物ではない，コハク酸である．

③ 水産物の臭気に関わる窒素化合物

海水中で生活する生物は体液の浸透圧や無機イオン濃度を保つために，浸透圧調節物質（オスモライト）を細胞内に蓄えている．代表的なオスモライトは，多価アルコール，遊離アミノ酸，尿素，**トリメチルアミンオキシド（TMAO）**である．これに対し淡水魚の場合，鮮度低下とともに生じる不快臭（生臭さ）は，ピペリジン系化合物に由来する．

ⅰ）トリメチルアミンオキシド（TMAO）

海産硬骨魚類の筋肉中の TMAO 含量は，一般的に，赤身魚に比べ白身魚の方が高い．TMAO はエサ由来の物質とされ，最近の研究では浸透圧の調整だけではなく，たんぱく質を安定化する作用ももっていることが明らかになっている．TMAO は，陸揚げ後，細菌の作用によってトリメチルアミン（TMA）に分解される．TMA は海産硬骨魚類の魚臭のおもな原因である．

ⅱ）尿素

サメの肉はかまぼこの原料など，加工用に使用されることが多い．サメ

ジペプチド
アミノ酸が 2 個結合したペプチド．

恥ずかしさ医者にかつおの値が知れる
鮮度の悪いかつおを買ってヒスタミン中毒になり，医者に食べたかつおの値段がわかってしまうことを詠んだ江戸時代の川柳である．現在でも，ごくまれにツナ缶でヒスタミン含量が多くなり，商品回収が起こることがある．

タウリン
ヒトの体内では，含硫アミノ酸システインから生合成される．

国家試験ワンポイントアドバイス
ヒスタミンは，アミノ酸であるヒスチジンの脱炭酸で生成する．

国家試験ワンポイントアドバイス
貝類のうま味成分はコハク酸である．

軟骨魚類と硬骨魚類
魚類の分類は複雑だが，ここでは簡単に以下の意味で使用する．
・軟骨魚類：サメ，エイ，ギンザメなど．
・硬骨魚類：軟骨魚類を除くほとんどの魚類．

などの軟骨魚類は浸透圧調整のために，尿素とTMAOを体液や筋肉中に貯蔵している．そのため，死後のサメ肉は，時間の経過とともにアンモニア臭や魚臭が強くなりやすい．サメの肉が保存中にアンモニア臭を発生するのは，尿素を分解しアンモニアに変換するウレアーゼという酵素を有する微生物の作用による．軟骨魚類は硬骨魚類に比べTMAO含量も多いので，TMAに由来する魚臭も発生しやすい．

1.2　食品成分表（八訂）収載の魚介類についての注意

　魚介類は，漁場，漁期，魚体の大きさ，成熟度などにより成分値が変動し，個体差も大きい．他の食品でも同様であるが，成分表に掲載されている数値は，日本で年間を通じて摂取する各食品における平均的な値（標準成分値）であることを，とくに留意する必要がある．また，生の魚類の炭水化物含量は1％以下であり，差引き法での算出では誤差が大きくなりすぎるため，魚介類に収載されている食品の炭水化物含量は，アンスロン-硫酸法による全糖量測定で直接測定している．

　成分表に収載されている魚類の加工性状を**表4.3**に示した．

　すべての魚介類ではないが，生だけではなく，水煮，ゆで，蒸し，電子レンジ調理，焼き，ソテー，フライ，天ぷら，唐揚げ調理後の成分値も収載されている．なお，刺身は皮付きと書かれたもの以外の［生］の成分値を使用する．

アンスロン-硫酸法
第2章も参照．

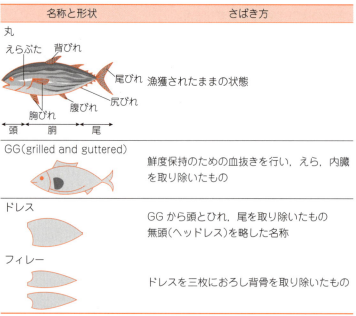

表4.3　食品成分表に収載されている魚類のさばき方と名称

名称と形状	さばき方
丸	漁獲されたままの状態
GG（grilled and guttered）	鮮度保持のための血抜きを行い，えら，内臓を取り除いたもの
ドレス	GGから頭とひれ，尾を取り除いたもの　無頭（ヘッドレス）を略した名称
フィレー	ドレスを三枚におろし背骨を取り除いたもの

資料：www.maruko-fish.co.jp/tuna-sakaku.html

表 4.4 食品成分表（八訂）に収載されているおもな魚介類と生物分類

	成分表上でのおもな名称		生物分類		成分表上でのおもな名称		生物分類
魚類		あいなめ	硬骨魚類	魚類	まぐろ類	きはだ	硬骨魚類
		あこうだい				くろまぐろ	
	あじ類	まあじ				びんなが	
		まるあじ				みなみまぐろ	
		にしまあじ				めじまぐろ	
		むろあじ				めばち	
	いわし類	うるめいわし			その他		
		かたくちいわし		貝類	はまぐり類	はまぐり	二枚貝類
		まいわし				ちょうせんはまぐり	
	かじき類	くろかじき			その他		二枚貝類・腹足類
		まかじき		えび・かに類	えび類	あまえび	甲殻類*
		めかじき				いせえび	
	かつお類	かつお（春獲り）				くるまえび	
		そうだかつお				さくらえび	
	かれい類	かます				大正えび	
		まがれい				しばえび	
		まこがれい				パナメイエビ	
	こち類	まごち				ブラックタイガー	
		めごち			かに類	がざみ	
	さけ・ます類	からふとます				毛がに	
		ぎんざけ				ずわいがに	
		さくらます				たらばがに	
		しろさけ		いか・たこ類	いか類	あかいか	頭足類
		たいせいようさけ				けんさきいか	
		にじます				こういか	
		べにざけ				するめいか	
		ますのすけ				ほたるいか	
	さば類	まさば				やりいか	
		ごまさば			たこ類	いいだこ	
		たいせいようさば				まだこ	
	さめ類	あぶらつのざめ	軟骨魚類	その他	甲殻類（あみ，おきあみ），棘皮動物（うに，なまこ）刺胞動物（くらげ），原索動物（ほや）他		
		よしきりざめ					
		ふかひれ		水産練り製品	かに風味かまぼこ，昆布巻きかまぼこ，す巻きかまぼこ，蒸しかまぼこ，焼き抜きかまぼこ，焼き竹輪，だて巻，つみれ，なると，はんぺん，さつま揚げ，魚肉ハム，魚肉ソーセージ		
	ししゃも類	ししゃも					
		からふとししゃも					
	たい類	きだい	硬骨魚類				
		くろだい					
		ちだい					
		まだい					
	たら類	すけとうだら					
		まだら					
	ふぐ類	とらふぐ					
		まふぐ					

＊甲殻亜門で他の分類より上位概念だが慣用的に使用する名称を用いた．
・二枚貝，腹足類，頭足類は軟体動物に含まれる．

1.3 魚介類としてどのような生物を食べているのか

　水産物の種類は他の食品群に比べて多く，生物学的にも脊椎動物，軟体動物，節足動物，棘皮動物といった動物が対象となっている．食品成分表(八訂)に収載された魚介類の食品数は453種類で，もっとも収載数が多い食品群である．食品成分表には，魚類が125種類，貝類は23種類，えび・かに類は12種類，いか・たこ類は8種類，その他として7種類の生物，かに風かまぼこなどの水産練り製品が14種類収載されている．**表4.4**に食品成分表に収載されている，おもな魚介類を示した．

　魚類は，生物学的にはサメのように全身が軟骨の**軟骨魚類**と，私たちが利用する大部分の魚類が属する硬骨で構成されている**硬骨魚類**からなる．貝類には二枚貝類とあわびやさざえが属する腹足類が含まれる．いか・たこ類は頭足類に含まれる．軟体動物は，これらの二枚貝類，腹足類，頭足類を含んだ生物である．成分表のえび・かに類に含まれる生物は甲殻類である．

　2014(平成26)年度の水産白書によると，いわし類は約8割が養殖のエサ，油，肥料などの非食用に，さば類は約7割が食用(そのうち，加工用が半分で直接消費が2割)，あじ類とさんまは加工用，直接消費，非食用が各1/3という割合になっている．

Column

最近になって食べるようになった魚介類

　「銀むつ」という魚の名前を聞いたことがあるだろうか．食品成分表(八訂)に収載されているマジェランあいなめ(生・食品番号10265)のことである．マジェランあいなめはスズキ目の深海魚である．白身魚の高級魚の一つである「あいなめ(鮎魚女)」はカサゴ目であり，生物的にはまったく異なる．脂肪の多い白身肉であるため，白身魚のフライとしてアメリカで最初に人気の出た魚種である．

　水産資源枯渇に対応するために，新たな魚種を水産資源として活用する開発魚(代替魚)が市場に導入されている．このような流れの中，生物学上はまったく関係のない魚に高級魚を連想させる名前を付けた販売(優良誤認)が一部で行われた．そこで，2003年(平成15)に水産庁が「魚介類の名称のガイドラインについて」を作成した．このガイドラインの考え方は食品表示法でも継承されている(http://www.caa.go.jp/foods/pdf/guideline_b.pdf.)．

　ガイドラインでは「銀むつ」や「むつ」という名称は使用できないことになり，メロが使われることが多いようである．

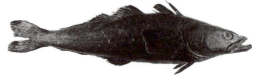

マジェランあいなめ(*Dissostichus eleginoides*)

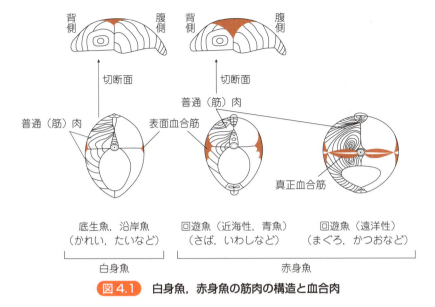

図 4.1 白身魚，赤身魚の筋肉の構造と血合肉

1.4 食用にする魚介類の構造

　魚類の筋肉には，生の状態でミオグロビン由来の赤褐色を示す**血合肉**と色調が薄い**普通肉**がある（図 4.1）．血合肉は，魚の側線にある赤い筋肉組織で，回遊魚で多い．ビタミンやミネラルに富み，酵素も多く含まれる．

　魚介類のうち，いか，たこのような軟体動物では，筋肉の構成が異なっている．脊椎動物に存在する横紋筋と平滑筋に加えて，斜紋筋が存在しているいか，たこの外套膜は，斜紋筋からできている．

1.5 魚類の死後硬直とその後の変化

　生きている魚類の筋肉中には血液が運搬する酸素が循環しているが，死後は酸素が運搬されないので筋肉中のアクチンとミオシンが収縮したままの状態（**死後硬直**）が起こる．筋肉が硬直した状態を嫌気的に保つためにはATPの嫌気分解が起こり，乳酸が生成され一時的に筋肉のpHは低下する．その後，筋肉中の酵素でたんぱく質が徐々に分解（**自己消化**）され，軟化する（**解硬**）．死後硬直から解硬までの過程は畜肉も魚肉も同じであるが，同じ温度では魚肉の反応の方が早い．

　ATPの分解に伴って，核酸の項に記載したHx（ヒポキサンチン）までの分解が起こる．この分解生成物量を測定したK値は魚類の鮮度指標である．K値は低いほど新鮮であり，時間とともに上昇していく．K値が40〜60%になると加熱調理した方がよいとされている．

$$K値(\%) = \frac{HxR + Hx}{ATP + ADP + AMP + IMP + HxR + Hx} \times 100$$

活け締め

　刺身で食べることの多い魚類は，活け締め（即殺）を行う．活け締めを行うことによって筋肉中のATP含量を高い状態にし，死後硬直開始までの時間を遅くすることでコリコリとした食感を保つ方法である．生臭さを防ぐ脱血処理，冷却を組み合わせて，新鮮さを売り物にした魚類のブランド化が試みられている．

1.6 魚介類の加工品

表4.5に，水産加工品で品質表示基準のある食品をあげた．

表4.5 魚介類の加工品

うに加工品品質表示基準
うにあえもの品質表示基準
乾燥わかめ品質表示基準
塩蔵わかめ品質表示基準
削りぶし品質表示基準
煮干魚類品質表示基準
うなぎ加工品品質表示基準

品質表示基準のあるもの．

(1) 冷凍品

魚類は，最大氷結晶生成帯である−1〜−5℃をできるだけ早く通過させる急速凍結法を用いると，比較的長い間品質を保つことが可能である．しかし，凍結状態で空気中に含まれる酸素による酸化(**冷凍焼け**)が進行するため，**急速凍結**後に1〜3℃の冷水に数秒間漬け，魚体の表面に薄い氷の膜を形成し，酸素との接触を遮断するための**グレージング処理**を行う．

(2) 乾燥品

魚介類をそのまま乾燥した素干し品，塩漬してから乾燥した塩干品，煮てから乾燥した煮干品が代表的な乾燥品である．

(3) 塩蔵品

魚介類に重量に対して20〜30%の食塩を添加し，水分活性を下げることによって保存性と調味性を高めたものである．コールドチェーンの発達により，食塩の添加量を調味目的の塩分量にまで下げて冷蔵で流通する魚介類が増えている．

コールドチェーン
品質を保持するために，冷蔵または冷凍の状態で食品を生産地から消費地へと運搬する仕組み．

かつお節に適したかつお
近海に獲るかつおでは，脂質分量が少ない春獲り(初)かつおが，かつお節には向いている．

世界の塩蔵品
塩蔵品の歴史は古く，紀元前よりつくられていたといわれている(ポルトガルの伝統食品であるバカリャウはタラの塩蔵品である)．

(4) 発酵食品

かつおやさばのような赤身魚の頭と内臓を除去したものを煮熱し，カビ付けをしたものが節とよばれる．節を削った「削り節」には品質表示基準が設定されている．

また，塩辛は，魚介類の筋肉や内臓に食塩を10〜25%添加して常温で熟成したものである．内臓由来の酵素と耐塩性菌の酵素で熟成が進行する．

2 肉類

食糧需給統計によると，日本人1人あたりの肉類年間供給量は，1960年(昭和35)には5.2 kgであったが，2014年(平成26)には30.2 kgに増加した．日本では家畜および家禽肉が消費の大部分を占めている．最近では，肉類および食肉加工品の摂り過ぎによる栄養学的なマイナス面が取り上げられることが少なくないが，食品としては主要栄養素や微量栄養素の重要な供給源である．

2.1 肉類の栄養成分：どのような栄養素を摂取しているか

平均的な日本人は，摂取エネルギーの約10%，たんぱく質の約20%，脂質の約1/4を肉類から摂取している．

脂質の中身を詳細にみると，飽和脂肪酸と一価不飽和脂肪酸をそれぞれ約29%，豚肉や鶏肉に比較的多く含まれる(牛肉は少ない)リノール酸な

どの n-6 系脂肪酸を 12.6％，コレステロール約 20％ を，肉類から摂取している．

微量成分で比較的摂取割合が多いのは，ビタミン A（10.2％），ビタミン B_1（29.1％），ビタミン B_2（11.3％），ナイアシン（24.3％），ビタミン B_6（17.9％），ビタミン B_{12}（11.8％），パントテン酸（12.3％），リン（12.2％），亜鉛（20.7％）である（表 4.6）．日本人の食生活にとって，肉類はたんぱく質やビタミンの重要な供給源となっていることがわかる．

2.2 食品として利用する食肉の構造

食肉として利用するのは，家畜や家禽のおもに筋肉である．筋肉は，骨格に付着して体を支持し運動を行う**骨格筋**，心臓を構成する**心筋**，心臓を除く内臓を構成する**平滑筋**に分かれる．骨格筋と心筋は横紋筋である．

骨格筋の全体像を図 4.2 に示した．骨格筋は，筋内膜に包まれた筋繊維が集まった筋繊維束からなる．筋繊維束はさらに，筋周膜に囲まれ，筋肉の大きさによって筋繊維束が集合した構造を取る．筋繊維はさらに最小単位である 20 〜 150 μm の筋原線維からなり，電子顕微鏡で観察すると，明るい部分の **I 帯**と暗くみえる **A 帯**がみられる．さらに，I 帯の中央には **Z 線**という線がみられ，Z 線から Z 線の間を**サルコメア**という（図 4.3）．

サルコメアは，筋肉が伸び縮みするための最小単位の構造である．現在

表 4.6　食品群別栄養素等摂取量における肉類の寄与

	摂取量 g	エネルギー kcal	たんぱく質 g	脂質 g	脂肪酸 g				コレステロール mg	炭水化物 g	食物繊維 g		
					飽和脂肪酸	一価不飽和脂肪酸	n-6 系脂肪酸	n-3 系脂肪酸			総量	水溶性	不溶性
総量	2,019.1	1,872.8	68.9	55.0	15.1	18.8	9.3	2.2	306.6	258.6	14.2	3.3	10.4
動物性食品	323.2	456.3	37.1	27.7	9.8	9.7	2.1	1.0	285.0	11.1	0.0	0.0	0.0
肉類	89.6	187.2	14.2	13.6	4.4	5.5	1.2	0.1	61.1	0.4	0.0	0.0	0.0
摂取比率	4.4%	10.0%	20.6%	24.6%	29.2%	29.0%	12.6%	3.3%	19.9%	0.2%	0.0%	0.0%	0.0%

	ビタミン A μgRE	ビタミン D μg	ビタミン E mg	ビタミン K μg	ビタミン B_1 mg	ビタミン B_2 mg	ナイアシン mgNE	ビタミン B_6 mg	ビタミン B_{12} μg	葉酸 μg	パントテン酸 mg	ビタミン C mg
総量	516.3	7.5	6.4	219.6	0.85	1.13	14.4	1.11	6.1	279.6	5.41	94.3
動物性食品	168.7	6.8	1.6	16.2	0.38	0.57	7.7	0.43	5.7	34.2	2.19	6.0
肉類	52.7	0.2	0.2	9.7	0.25	0.13	3.5	0.20	0.7	7.5	0.67	4.2
摂取比率	10.2%	2.6%	3.3%	4.4%	29.1%	11.3%	24.3%	17.9%	11.8%	2.7%	12.3%	4.5%

	ナトリウム mg	食塩相当量 g	カリウム mg	カルシウム mg	マグネシウム mg	リン mg	鉄 mg	亜鉛 mg	銅 mg
総量	3,868.0	9.8	2,230.6	503.7	239.2	978.0	7.4	8.0	1.12
動物性食品	563.9	1.4	582.0	212.4	54.5	470.4	2.1	3.4	0.19
肉類	135.6	0.3	158.1	4.8	13.4	119.4	0.7	1.7	0.05
摂取比率	3.5%	3.5%	7.1%	0.9%	5.6%	12.2%	8.9%	20.7%	4.4%

国民健康・栄養調査（表 9）より算出．

第4章 動物性食品

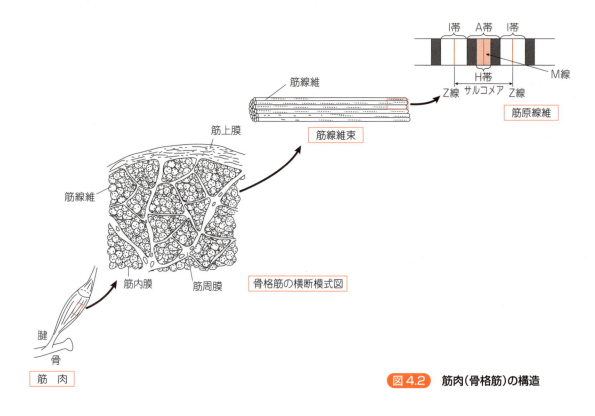

図 4.2　筋肉（骨格筋）の構造

では，図4.3 に示したようにして筋肉が収縮することが明らかになっている．すなわち，鞘のような構造のアクチンフィラメントの中にあるミオシンフィラメントが，バネのような役割をするコネクチンフィラメントに引っ張られ，ミオシンフィラメントがアクチンフィラメントの中を滑ることによって筋肉が収縮するのである．

　筋線維束の断面積の大きい筋肉は肉質のキメが粗く，断面積が小さければキメの細かい肉質になる．筋線維束を取り囲む筋周膜はコラーゲン線維からなる．筋線維束同士の間の結合組織に蓄積した脂肪を脂肪交雑とよぶが，**霜降り肉**は脂肪交雑の多い肉のことである．

（1）肉類に含まれるたんぱく質

　食肉を構成するたんぱく質は，溶解性の違いで，水溶性の**筋形質たんぱく質**（筋漿たんぱく質とされることもある），塩溶液に溶ける**筋原線維たんぱく質**，水に不溶性の**肉基質たんぱく質**に分けられる．これらのたんぱく質の存在比率を魚肉と比較したものを表4.2 に示した．食肉の方が，魚肉に比べ，**コラーゲンやエラスチン**といった肉基質たんぱく質の含有量が多い．魚類と違って，食肉をおいしく食べるためには，死後硬直後に熟成期間を置いた方が良いのは，このように肉基質たんぱく質含量の多さが理由の一つである．

筋収縮と死後硬直
動物が生きている間は，酸素が筋肉に供給され ATP が供給される．屠殺などにより，死後は嫌気的解糖系により ATP が生成する（p.96 も参照）．

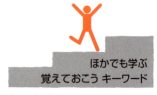

ATP 生成
➡人体の構造と機能及び疾病の成り立ち（生化学）

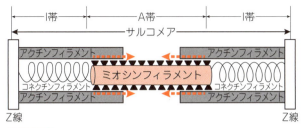

図 4.3 サルコメアの筋収縮や死後硬直が起こる仕組み

死後硬直では，嫌気的に生成した ATP を消費して，ミオシンフィラメントがアクチンフィラメントを中央部の矢印の方向に手繰り寄せ，筋収縮が起こる． 木村&丸山(2003)を改変．

骨格筋を形成する大部分の肉のアミノ酸価は 100 であり，とくにイソロイシン，ロイシン，リシン（リジン），メチオニン，フェニルアラニン，スレオニン，トリプトファン，バリン，ヒスチジンなどの必須アミノ酸が多い．しかし，肉基質たんぱく質の熱水抽出物であるゼラチンには必須アミノ酸であるトリプトファンが含まれないため，アミノ酸価は 0 である．

（2） 肉類に含まれる脂質

食肉に含まれる脂質は**表 4.7** に示したように，**組織脂質**と**蓄積脂質**に分類される．食肉の「脂身」は蓄積脂質に相当する．

食肉に含まれる脂質は，オレイン酸（$C_{18:1}$），パルミチン酸（$C_{16:0}$），ステアリン酸（$C_{18:0}$），パルミトレイン酸（$C_{16:1}$）が多い．必須脂肪酸である多価不飽和脂肪酸リノール酸（$C_{18:2}$）の含有量が比較的多い豚肉や鶏肉の脂肪の融点は，牛脂よりも低い．また牛脂のリノール酸含量は，これらの肉より少ない．豚肉や鶏肉が冷たい料理にも向くとされるのは脂肪の融点が関連しているのである．ただし，脂肪の融点は，家畜の年齢やエサの影響を受けるので，およその目安と考える方が現実的である．

（3） 肉類に含まれる炭水化物

食肉に含まれる炭水化物は 0.3％以下で少なく，グリコーゲンの形態で含まれている場合がほとんどである．筋肉中に残存していたグリコーゲンも肉の死後硬直から熟成の過程で嫌気的に分解され乳酸に変わり，死後硬直後に肉の pH が低下する原因の一つとなっている．

（4） 肉類に含まれる微量成分

食肉で，他の食品に比べて含有量の比較的多いビタミンは水溶性のビタミン B 群，ナイアシン，葉酸，パントテン酸である．ビタミン C は筋肉

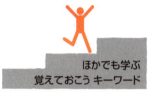

アミノ酸価
→基礎栄養学

ゼラチンのアミノ酸価
ゼラチンのアミノ酸価はゼロである．アミノ酸価の定義を理解する上で重要である．

表 4.7 食肉類の脂質の種類と特徴

名称	脂質の種類	所在	含量の変動
組織脂質	中性脂質，リン脂質，糖脂質，ステロール	筋肉・臓器の組織細胞	ほぼ一定
蓄積脂質	大部分が中性脂質	皮下，内臓周囲，腹腔	動物種・年齢・部位・栄養状態で変動

にはほとんど含まれないが，内臓肉では比較的多く含まれる．ただし，食肉加工品では酸化防止剤としてビタミンCを添加しているものがある．食品成分表（七訂）では，食品添加物由来のビタミンCが存在している場合，備考欄にその旨が記載されている．

ミネラルは，カリウム，リン，ナトリウム，マグネシウム，カルシウム，亜鉛，鉄，銅が他の食品に比べ比較的多く含まれる．

（5） 肉類に特徴的な成分

① 肉類に含まれる色素成分

食肉の赤い色調は，血色素であるミオグロビン含量，ミオグロビンの状態，肉のpHで変化する．ミオグロビン含量は動物種で異なり，鶏肉の色調が薄いのは含量が少ないためである（**表4.8**）．

ポルフィリン環の中心に鉄（Fe）分子が配位したプロトヘム（**図4.4**）とグロビンというたんぱく質が結合した物質が，ミオグロビンである．と殺直後は肉塊内部には酸素が存在しなくなるため，ミオグロビンはおもに**還元型ミオグロビン（デオキシミオグロビンともいう）**の状態で存在し，鉄は2価（Fe^{2+}）の状態である．

屠殺解体後，生の肉を放置すると空気中の酸素と還元型ミオグロビンが結合（**酸素化**）した**オキシミオグロビン**（鉄の状態は2価Fe^{2+}のまま）に変化する．この状態の肉をさらに空気と接触させたままにすると，オキシミオグロビンの鉄が酸化され（$Fe^{2+} \rightarrow Fe^{3+}$），赤褐色の**メトミオグロビン**に変わる．メトミオグロビンの赤褐色は，古い肉の指標となる．還元型ミオグロビン，オキシミオグロビン，メトミオグロビンの間は**可逆的**に変化する（ただし，プロトヘム内の鉄が3価になったメトミオグロビンには，酸素結合能はない）．

肉を加熱調理するとメトミオグロビンのたんぱく質部分であるグロビンが変性し，ヘム部分の鉄も3価となり**メトミオクロモーゲン**に変化する．焼いた肉の色が褐色に変わるのはこのためである．メトミオクロモーゲンの状態になったミオグロビンは変性ミオグロビンともよばれ，もとの状態に戻ることはない（**不可逆反応**）．

肉のブルーミング

肉が鮮紅色に変わる現象をさす．ミオグロビン含量の多い牛肉で花が咲いたような色になることから，ブルーミング（blooming, 花が咲く）というようになったという説がある．ふだん私たちがスーパーマーケットなどでみる牛肉の色は，オキシミオグロビンの色である．

表4.8 食肉のミオグロビン含量と色調

種類	ミオグロビン含量	色調
鶏肉	0.1～0.15%	淡赤色
豚肉	0.05～0.15%	
羊肉	0.25%	
牛肉	0.5%	
馬肉	0.8%	
鯨肉	1～8%	濃赤色

若松純一，『畜産物利用学』，齋藤忠夫他編，文永堂出版（2011），p.139.

食品添加物である発色剤（亜硝酸塩または硝酸塩）を添加したハムやベーコン製造で起こる色調の変化は，図4.4の右側の流れとなる．つまり，ミオグロビン中のプロトヘムがニトロソ化（亜硝酸塩と反応）した**ニトロソミオグロビン**が生成する．このとき，ヘムに配位する鉄は2価のままで比較的安定な赤色を示す．この肉製品を燻煙などの方法で加熱すると，鉄が2価のままでたんぱく質（グロビン）部分が変性し，もっとも色調の安定した，ハムやベーコンの特徴である桃赤色となる．

② 風味に関わる肉類の成分

食肉の熱水抽出物（肉を熱水で煮たこととほぼ同義）に含まれる水溶性たんぱく質，脂質，ミネラル，ビタミン，非たんぱく態窒素化合物を**肉エキス**という．非たんぱく態窒素化合物にはアミノ酸とその誘導体，ペプチド，

亜硝酸塩が含まれている岩塩

現在のフランス，ドイツ，オランダ，ベルギーを含むガリア地方で採掘されている岩塩には亜硝酸塩が含まれていた．ガリア地方の岩塩でハムやベーコンをつくると桃赤色の製品となることを，人類は経験的に知っていたのである．その後，食品科学者がガリア地方の岩塩の有効成分が亜硝酸塩であることを発見し，現在，食品添加物として使用している．食品添加物としての亜硝酸塩は発がん物質であるニトロソアミンを生成することから，使用基準が決められている．

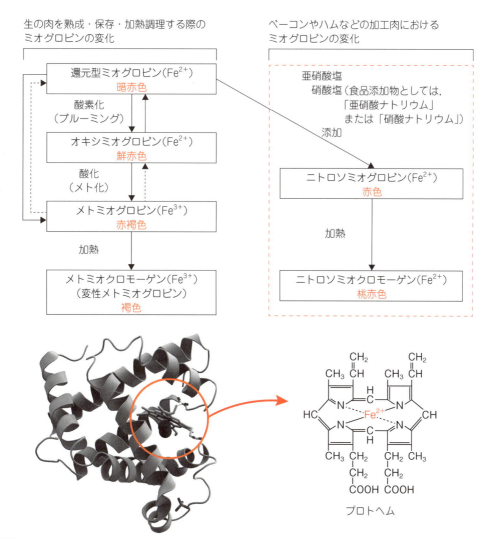

図4.4　食肉の生肉から焼成時までの色調変化（上），ミオグロビンの立体構造模式図とプロトヘムの構造（下）
左下図はミオグロビンの立体構造（模式図）である．

核酸などの肉の風味形成に重要な成分が含まれている．この中で核酸の分解物である**イノシン酸(IMP)**は食肉のうま味成分として重要である．β-アラニンとL-ヒスチジンからなるジペプチドの**カルノシン**やβ-アラニンと1-メチル-L-ヒスチジンからなる**アンセリン**，脂質代謝の補因子であるアミノ酸誘導体**カルニチン**は食肉に含まれる栄養機能成分である．

肉を加熱調理したときの匂いは，アミノカルボニル反応の副反応であるストレッカー分解で生成する．

2.3 食品成分表(八訂)における留意点

食品成分表では，畜肉類，鳥肉類，その他に分類されている．畜肉類は，牛，豚，その他に，鶏肉類はにわとり，その他に分かれている．さらに，いなご，かえる，くじら，すっぽん，はちがその他に分類されている．

(a) 牛肉

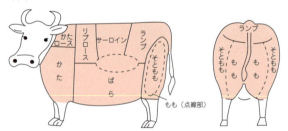

牛肉

部位	特徴	用途
肩	エキス分が濃厚でタンパク質・ゼラチン質が豊富．きめが粗く硬い	煮込み
肩ロース	脂肪交雑が入りやすく，形・風味ともによい．多少すじがある	網焼き，すき焼き，しゃぶしゃぶ
リブロース	脂肪交雑が入りやすく，形・風味ともによい．きめが細かく軟らかい	ステーキ，ローストビーフ，すき焼き，しゃぶしゃぶ
サーロイン	リブロースに次いで脂肪交雑が入りやすい．形・風味・肉質ともに最高	ステーキ，ローストビーフ，すき焼き，しゃぶしゃぶ
ヒレ	脂肪が少ない．風味よく，きめが細かく軟らかい．1頭から2本しかとれず，高価	生，ステーキ
ランプ	赤身の部位．風味よく，きめが細かく軟らかい．ヒレの代用になる	生，たたき，ステーキ，ローストビーフ，すき焼き
もも	脂肪が少なく，きめはやや粗いが軟らかい．味はやや淡白	煮込み，焼肉，カツレツ
外もも	脂肪が少なく，きめがやや粗く硬い	煮込み
ばら	脂肪が多く味は濃厚．きめが粗く硬い	煮込み，すき焼き，焼肉，牛丼

(b) 豚肉

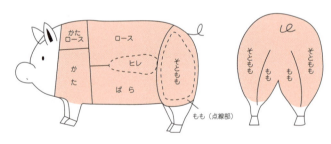

豚肉

部位	特徴	用途
肩	うま味がある．ややきめが粗く硬い	煮込み，挽き肉
肩ロース	うま味成分が多く，コクがあり味がよいやや硬い．脂肪が粗い網状に混ざっている	とんかつ，ソテー，しょうが焼き，豚しゃぶ
ロース	形・風味ともによい．きめが細かく軟らかい．縁の脂身の味がよい	とんかつ，ロースト，ソテー，ロースハム
ヒレ	脂肪が少ない．風味よく，きめが細かく軟らかい．1頭から2本しかとれず，高価	とんかつ，ソテー
もも	脂肪が少なく，赤身で軟らかい	とんかつ，ボンレスハム，焼き豚
外もも	味はよいが，やや硬い	煮込み，豚汁
ばら	脂肪が多く味は濃厚．きめが粗く硬い	煮込み，豚汁，ベーコン

(c) 鶏肉

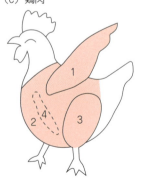

鶏肉

1 手羽　3 もも
2 胸　　4 ささみ

図 4.5　牛肉，豚肉，鶏肉と各部位の名称

食肉は筋肉の部位によって特徴があり、料理によって使い分けることが多い。牛，豚，鳥などの主要な食肉は，成分値が部位ごとに示されている。図4.5に牛肉，豚肉，鶏肉とそれぞれの肉の部位と名称を示した。

牛肉と豚肉は，「脂身つき」，「皮下脂肪なし」，「赤肉」に分類されている。「脂身つき」は皮下脂肪（5 mm）と筋間膜脂肪を残したもの，「皮下脂肪なし」は筋間膜脂肪を残したまま皮下脂肪を完全に除去したもの，「赤肉」は皮下脂肪と筋間膜脂肪の両方を除去したものである（図4.6）。

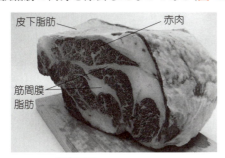

図4.6 食肉の部位名

ジビエ
狩猟によって捕獲した鳥獣肉のことである。かつては代表的な貴族向けフランス料理を指す言葉であった。シカ，イノシシ，野ウサギ，キジ，マガモ，アヒルなどが日本でもジビエ料理の材料となっている。野生鳥獣による畑への食害対策と地域活性化の両面から，ジビエ料理が広がりつつある。と畜場法（と畜場の経営および食用家畜の処理について，公衆衛生の見地から定めた法律）での検査対象ではないので，ジビエの生食は絶対に避けるべきである。

2.4 肉類の種類

（1） 牛肉

日本で流通している牛肉を食品成分表（八訂）では，「和牛肉」，「乳用肥育牛肉」，「交雑牛肉」，「輸入牛肉」，「子牛肉」に分けている。和牛には4品種とその交雑種があるが，流通している和牛の大部分は黒毛和種である。

乳用肥育牛は乳用種の雄を肥育したものである。交雑牛は大型の乳用種のメスに肉質の良い黒毛和牛のオスを交配した雑種第一代（F1）で，国産牛肉の約1/4を占めるものである。子牛肉には皮下脂肪がほとんど付着していない。

（2） 豚肉

豚肉の約75％は大ヨークシャー種，ランドレース種，デュロック種の3種類を交配した三元交配種で，食品成分表（八訂）では「普通豚」とされている大型種である。中型種のバークシャー種は，食品成分表（八訂）で「黒豚」に分類されている。国産，外国産を問わず，「黒豚」と表示が可能な肉は純粋バークシャー種の肉だけである。

（3） 鶏肉

日本で流通している鶏肉にはブロイラー，地鶏，特産鶏がある。ブロイラーの大部分は雑種第一代（F1）であり，成長が早く肉の品質が一定している。市場に出回っている鶏肉の大部分がブロイラーであること，地鶏や特産鶏は成分値にばらつきが大きいことから，食品成分表（八訂）で「にわとり」とされているのはブロイラーである。

牛肉のトレーサビリティシステム
牛海綿状脳症（BSE）への対応の一環として「牛トレーサビリティ法」が2013（平成15）年から実施されている。日本で飼育されているすべての牛に個体識別番号が付いている。屠殺され肉として販売するときの食品表示ラベルや焼き肉店の店頭掲示などで，どのような経歴で牛肉が生産されたかを遡ることができる仕組みである。個体識別番号は（独）家畜改良センターのホームページから確認することができる。
https://www.id.nlbc.go.jp/top.html

地鶏
地鶏肉は日本農林規格（JAS）で定義されている。ブロイラーより肉質が良いという付加価値を付けたブランド鶏肉である。国産鶏の約1％の量である。

（4） 肉類の死後変化と食肉の熟成

家畜を屠殺すると生命維持機能が停止し，筋肉が収縮した**死後硬直**を起こす．筋肉の収縮にはATPが必要であるが，屠殺後は血流が止まるため，筋肉に酸素が供給されず，筋肉内で嫌気的条件下での解糖系の働きにより，筋収縮を起こすためのATPと乳酸が生成される．肉類の場合，肉基質たんぱく質含量が多いため，死後硬直を起こした直後の肉は硬く食用には適さない．

屠殺した肉は4℃で熟成すると，牛で10〜14日，豚で5〜7日，鶏で1〜2日で肉は軟化し**解硬**（かいこう）食用となる．熟成期間では筋肉中のプロテアーゼが筋肉中のたんぱく質を分解（自己消化）し，結果として肉が軟化する（熟成）．

（5） 肉類の加工品

品質表示基準が制定されている食肉製品を**表4.9**に示した．豚肉のバラ肉を原料とし，塩漬，燻煙したものが**ベーコン**，豚のもも肉や肩肉を原料としたものが**ハム**である．ベーコンもハムも豚肉以外の肉を使用することはできない．**プレスハム**は日本独自の規格で，豚肉以外の肉や副原料を加えてケーシング（成形）して加熱したものである．これらの製品と使用できる原料肉の種類を**表4.10**に示した．

ソーセージは，畜肉（豚，牛，馬，めん羊，やぎ，家禽）に食塩や香辛料を加えて調味し，練り合わせたものをケーシング（成形）して，燻煙，乾燥，加熱したものである．水分含量が55％を超え，冷蔵が必要な**ドメスチックソーセージ**と，「セミドライソーセージ」は水分が55％以下のもの，「ドライソーセージ」は水分が35％以下のものに区分されている．日本でみるソーセージのほとんどはセミドライソーセージである．ソーセージに関す

「熟成肉」とは何か

食肉は熟成後に食用となるが，最近，「熟成肉」という言葉を聞くことがある．日本では，「熟成肉」の定義はないが，アメリカやオーストラリアではDAB（dry aging beef：乾燥熟成肉）という定義の肉がある．DABは牛肉を低温で適度に乾燥したもので，水分量が低下し，うま味成分が増えることが明らかになっている．

ベーコンの種類

ロース肉を使うとロースベーコン，肩肉を使うとショルダーベーコン．

ドライソーセージ

多くはドライサラミのこと．

Column ── 加工肉や赤肉の発がん性は？

WHOの外部組織である国際がん研究機関（IARC）は，2015年（平成27）10月に加工肉と赤肉（牛，豚，羊のような調理前に赤い肉で，赤身肉ではない）をそれぞれグループ1（発がん性あり）とグループ2A（おそらく発がん性あり）に分類した．この評価は加工肉の場合を例に，1日50gの加工肉を死ぬまで食べた人間同士を比較し，統計学的に加工肉を食べ続けた人間の方が結腸がんのリスクが18％高くなるという結果に基づく．

国立がんセンターが日本人を対象に行った疫学調査では，加工肉の平均摂取量は1人あたり1日13gで，がんのリスクが高くはなかった．IARCのグループ分けは，加工肉も赤肉も「毎日食べ過ぎない」ということである．肉類は各種栄養素の重要な供給源である．「主食，主菜，副菜を基本に，食事のバランスを」というのが文字通り当てはまるのである．

2 肉類

表 4.9　品質表示基準がある食肉製品

ベーコン類品質表示基準
ハム類品質表示基準
プレスハム品質表示基準
混合プレスハム品質表示基準
ソーセージ品質表示基準
混合ソーセージ品質表示基準
チルドハンバーグステーキ品質表示基準
チルドミートボール品質表示基準

表 4.10　品質表示基準における食肉製品及び魚肉ねり製品（ベーコン類とハム類）

品目	名称	主原料
ベーコン類品質表示基準	ロースベーコン ショルダーベーコン ミドルベーコン サイドベーコン 半丸枝肉 胴肉	豚肉
ハム類品質表示基準	骨付きハム ボンレスハム ロースハム ショルダーハム ベリーハム ラックスハム	豚肉
プレスハム品質表示基準		畜肉（豚肉，牛肉，馬肉，めん羊肉又は山羊肉をいう）または家きん肉
混合プレスハム品質表示基準		鯨肉を含む魚肉を含み，魚肉の含量が50％未満のもの

注：食料缶詰，食料瓶詰及びレトルトパウチ食品に該当するものは別枠．

表 4.11　個別のソーセージの特徴（品質表示基準）

ソーセージ名	腸のケーシング	フィルムケーシング
ボロニア	牛腸	Φ ≧ 36 mm
フランクフルト	豚腸	20 mm ≦ Φ < 36 mm
ウインナー	羊腸	Φ < 20 mm
リオナ	50％未満の野菜や穀類	原料臓器類や魚肉を加えていないもの

・ソーセージは畜肉（豚，牛，馬，めん羊，やぎ，家禽）を主原料とする．
・ケーシングには，伝統製法である動物の腸を使うものと，コラーゲンなどの可食性フィルムを使う場合がある．

ソーセージの名前の由来

日本の品質表示基準において，ソーセージの種類に使われているのはヨーロッパの都市名である．たとえば，ボローニャ（イタリア），フランクフルト（ドイツ），ウイーン（オーストリア），リヨン（フランス）．

る日本の品質表示基準を**表 4.11** に示した．ケーシングの種類または直径，副原料の組み合わせによって，ボロニア，フランクフルト，ウインナー，リオナの 4 種類の規格が決められている．

3 卵類

3.1 卵類の生産と消費

食品として用いられる卵類には鶏卵, あひる卵, うずら卵などがある. 卵類は完全食品の一つでもあり, たんぱく質としてみても重要な食料資源といえる. 卵は通常, 新鮮卵としてそのままの形で流通, 消費されるが, 優れた加工特性からマヨネーズなどの卵製品や製菓製パン, 食肉加工練り製品といった, さまざまな食品の素材としても広く利用されている. ここでは代表的な鶏卵について解説する.

3.2 卵類の栄養成分:どのような栄養素を摂取しているか

平均的な日本人が卵類から摂取している栄養素の割合を**表4.12**に示した. 2.7%のエネルギーを卵類から摂取している. 主要栄養素のたんぱく質や脂質は約6%となっている. 多く摂取している栄養素としては, コレステロール46.4%, ビタミンB_2で12.4%の摂取比率となっているのが特徴的である.

(1) 鶏卵に含まれるたんぱく質

鶏卵のたんぱく質はバランスの良いアミノ酸組成であり, アミノ酸価は100である. **表4.13**に卵の栄養成分を示したが, 卵白と卵黄の組成は異なっている.

> **国家試験ワンポイントアドバイス**
> 卵黄と卵白に含まれる栄養成分の違いを理解しておこう.

表4.12 食品群別栄養素等摂取量における卵類の寄与

	摂取量 g	エネルギー kcal	たんぱく質 g	脂質 g	脂肪酸 g				コレステロール mg	炭水化物 g	食物繊維 g		
					飽和脂肪酸	一価不飽和脂肪酸	n-6系脂肪酸	n-3系脂肪酸			総量	水溶性	不溶性
総量	2,019.1	1,872.8	68.9	55.0	15.1	18.8	9.3	2.2	306.6	258.6	14.2	3.3	10.4
卵類	33.9	51.2	4.3	3.4	0.9	1.2	0.5	0.1	142.4	0.1	0.0	0.0	0.0
摂取比率	1.7%	2.7%	6.3%	6.2%	6.0%	6.4%	5.4%	4.5%	46.4%	0.0%	0.0%	0.0%	0.0%

	ビタミンA μgRE	ビタミンD μg	ビタミンE mg	ビタミンK μg	ビタミンB_1 mg	ビタミンB_2 mg	ナイアシン mgNE	ビタミンB_6 mg	ビタミンB_{12} μg	葉酸 μg	パントテン酸 mg	ビタミンC mg
総量	516.3	7.5	6.4	219.6	0.85	1.13	14.4	1.11	6.1	279.6	5.41	94.3
卵類	48.2	0.6	0.3	4.1	0.02	0.14	0.0	0.02	0.3	12.1	0.46	0.0
摂取比率	9.3%	8.0%	4.7%	1.9%	2.4%	12.4%	0.2%	1.8%	4.9%	4.3%	8.5%	0.0%

	ナトリウム mg	食塩相当量 g	カリウム mg	カルシウム mg	マグネシウム mg	リン mg	鉄 mg	亜鉛 mg	銅 mg
総量	3,868.0	9.8	2,230.6	503.7	239.2	978.0	7.4	8.0	1.12
卵類	45.8	0.1	43.8	17.3	3.7	60.9	0.6	0.4	0.03
摂取比率	1.2%	1.0%	2.0%	3.4%	1.5%	6.2%	8.1%	5%	2.7%

国民健康・栄養調査結果(表9)より算出

3 卵類

表4.13 鶏卵の栄養成分(g/100 g)

成分	全卵，生	卵黄，生	卵白，生
エネルギー(kcal)	142	336	44
水分(g)	75.0	49.6	88.3
たんぱく質(g)	12.2	16.5	10.1
脂質(g)	10.2	34.3	Tr
炭水化物(g)	0.4	0.2	0.5
灰分(g)	1.0	1.7	0.7
食塩相当量(g)	0.4	0.1	0.5
ミネラル(mg)			
K	130	100	140
Ca	46	140	5
P	170	540	11
鉄	1.5	4.8	Tr
レチノール活性当量(μg)	210	690	0
ビタミンB_1(mg)	0.06	0.21	0
ビタミンB_2(mg)	0.37	0.45	0.35
ビタミンC(mg)	0	0	0
コレステロール(mg)	370	1200	1

文部科学省，「日本食品標準成分表2020年版（八訂）」より抜粋．

表4.14 卵白を構成するたんぱく質の組成と特徴

たんぱく質	組成(%)	特徴
オボアルブミン	54	卵白の熱凝固性や泡立ち性の主体となる
オボトランスフェリン	12	1分子あたり2分子のFe^{3+}やCu^{2+}と結合する．金属イオンを必要とする有害微生物の増殖を抑制する
オボムコイド	11	トリプシン活性を阻害する
オボグロブリンG2，G3	8	起泡性に関与する
オボムシン	3.5	濃厚卵白の構造形成に関与し，卵白の泡安定性を高める
リゾチーム	3.4	グラム陽性菌に対して溶菌作用を示す
アビジン	0.05	ビオチン結合性

　卵白はpH 7.5〜8.0の弱アルカリ性を示し，約88%が水分，約10%がたんぱく質となっており，脂質をほとんど含まない．卵白中のたんぱく質について表4.14にまとめた．主要たんぱく質はオボアルブミンで，卵白のたんぱく質の半分以上を占めている．**オボアルブミン**は加熱によって変性しやすく，卵白の凝固や泡立ち性に関係している．**オボムコイド**はトリプシン活性を阻害する作用を示すが，ヒトのトリプシンは阻害されない．そのため，生の卵白を食べても消化に影響はない．また，オボアルブミンと比べて熱安定性が高いたんぱく質である．鉄と強い結合性を示す**オボトランスフェリン**や，溶菌作用のある**リゾチーム**は外部から侵入する微生物などの生育を阻止する働きがある．オボムシンは濃厚卵白に多く含まれており，繊維状で高粘性を示すたんぱく質である．このたんぱく質は卵の組織構造を維持する役割があり，食品加工上では泡安定性に関与している．

アビジン

生卵中の糖たんぱく質であるアビジンは，ビタミンの一種であるビオチンと強固に結合する．生育にビオチンが必要な細菌の増殖を防ぐ機能がある．一方で，大量に生卵を食べ続けると，ごくまれにビオチン欠乏症になることがある．

第4章 動物性食品

卵黄は弱酸性で，水分48.2％，たんぱく質16.5％，脂質は33.5％となっている．卵黄中のたんぱく質は脂質と結合したリポたんぱく質として存在し，**低密度リポたんぱく質**（LDL）と**高密度リポたんぱく質**（HDL，リポビテリンともいう）が主要成分で，ほかにホスビチン，リベチンなどがある．低密度リポたんぱく質は，乳化力が高く，卵黄の乳化性に寄与している．

鶏卵はアレルギー原因食品の一つであり，おもな原因となっているのは卵白のたんぱく質である．その中でもオボアルブミン，オボムコイド，リゾチームがアレルゲンとして知られている．一方，卵黄のアレルゲン性は低いとされている．

（2） 鶏卵に含まれる脂質

鶏卵の脂質は卵黄に含まれていて，65％がトリアシルグリセロールの中性脂質，33％がリン脂質，ほかにコレステロールやカロテノイドが含まれている．脂肪酸としてはオレイン酸，パルミチン酸，リノール酸，ステアリン酸などが多く含まれており，脂肪酸組成は飼料によって変動する．コレステロールについては，全卵で420 mg/100 g 可食部であり，これは卵黄中に含まれている．牛肉（ばら，脂身つき，焼き）の場合，コレステロールは88 mg/100 g 可食部であり，牛肉と比べると全卵の方が多く含まれている．

（3） 鶏卵に含まれるミネラル

ミネラルのうちナトリウムとカリウムは卵白に多く，カルシウム，リン，鉄，亜鉛，銅は卵黄に多い．ビタミンについてはビタミンCを除き，ほとんどが含まれている．とくにビタミンAとビタミンB_2の給源として重要である．

3.3 卵の性状

市販の鶏卵は52〜70 gの重さで卵殻部，卵白部，卵黄部からなっている．卵重量に対するそれぞれの占める割合は，重量比で1：6：3である．卵の構造を図4.7に示した．

卵殻部は**炭酸カルシウム**からなり，卵殻の表面には**クチクラ**というたんぱく質でできた薄い膜があり，微生物の侵入を防いでいる．卵殻には気孔とよばれる多数の孔があり，呼吸のための酸素や二酸化炭素の交換と卵白の水分の蒸発がみられる．卵殻の鈍端には**気室**とよばれる空間があり，鮮度低下とともに大きくなっていく．

卵白部は卵白，カラザ，カラザ層からなり，卵白はさらに外水様卵白，濃厚卵白，内水様卵白に分けられる．濃厚卵白には卵黄を守るためのクッションのような役割があるが，鮮度が低下するとともに濃厚卵白は水様化し減少していく．ひも状のカラザは，卵黄が卵の中心に保持するように働いている．

国家試験ワンポイントアドバイス

アレルゲンとなるのはおもに卵白のたんぱく質である．

国家試験ワンポイントアドバイス

鶏卵の脂質でもっとも多いのはトリアシルグリセロールである．ほかの食品に比べて100g当たりのコレステロール含量が高いことも頭に入れておこう．

ひよこになるのは
受精卵の胚の部分が，ひよこになる．

気室はなぜ鈍端にあるか
雌鶏の体内は41〜42℃であるが，放卵によって一気に20℃以上も下がるため，卵内の体積は減少し，卵は減圧状態になってしまう．これは胚に深刻な影響を与えてしまうため，鈍端側にある気孔から空気を取り入れ気圧差を解消している．

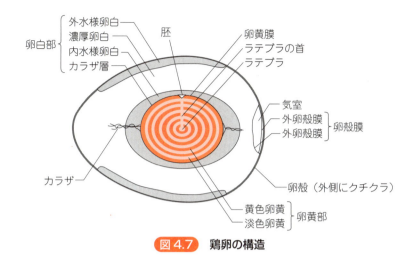

図 4.7　鶏卵の構造

　卵黄は卵白と分けるための卵黄膜に包まれていて，淡色卵黄層と濃色卵黄層が同心円状の層を繰り返し，中心部のラテブラから細い柱状部分（ラテブラの首）が胚盤に連結している．ラテブラの首は，卵黄の栄養分を胚に運ぶ役割がある．

3.4　卵の鮮度と品質検査

　卵は保存中に卵殻，卵殻膜，卵白，卵黄部分で変化がみられる．卵殻表面のクチクラが剥離すると細菌の侵入が容易になる．また，気孔を通した水分の蒸散により気室が大きくなる．さらに，二酸化炭素の放散も起こるため，卵白の pH はアルカリ性になる．すると卵黄のクッションとなっていた濃厚卵白は水様化し，卵黄が動きやすくなる．卵殻膜や卵黄膜の強度も低下し，鮮度が低下した卵では物理的強度が低下し，化学変化によって細菌による汚染リスクが高まり，腐敗や食中毒の原因につながる．

　食品衛生法に基づく鶏卵の表示基準によると，殻付卵については生で食べても食品衛生上問題とならない期限として消費期限または賞味期限を表示することとなっている．また，生食用である旨を表示し，賞味期限経過後は加熱殺菌を要する旨を記載することになっている．さらに適正な取り扱いを図るため，流通から消費に至るまで冷蔵流通となる 10℃ 以下での保存が望ましい旨の表示をすることが定められている．

　卵の鮮度判定には，割卵しない外観検査と割卵して評価する割卵検査がある．

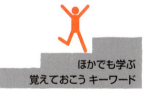

鶏卵の微生物リスク，サルモネラ菌
➡食べ物と健康（食品衛生学）

（1）外観検査

　透視検卵法：殻付卵の片側から光を当てて，気室の大きさ，卵黄の輪郭と位置を検査し鮮度を判定する．

　比重法：比重 1.07 の食塩水に卵を入れて横向きに沈めば新鮮卵である．

鮮度が低下すると，気室のある方を上にして浮くようになる．
　外観：新鮮なものほど表面がざらざらしている．
（2）割卵検査
　卵黄係数：殻付卵を平板上に割卵し，卵黄の高さを卵黄の直径で割って算出する．新鮮卵は 0.36〜0.44 で，古くなると 0.30 以下の値に低下していく．
　ハウ・ユニット（HU）：鮮度判定にもっともよく利用されている検査方法である．あらかじめ卵重量 W(g) を測定した卵を水平なガラス版上に割卵し，濃厚卵白中央部分の高さ H(mm) を測定し，次の式で値を求める．新鮮卵は 80〜90 で，鮮度低下とともに HU も低下する．

$$ハウ・ユニット = 100 \times \log(H - 1.7W^{0.37} + 7.6)$$

日本では HU による等級分けは行われていないが，アメリカでは HU で卵のランク分けを行っている（**表 4.15**）．

表 4.15 ハウ・ユニットによる鶏卵のランク分け（アメリカ）

ランク	HU
AA（食用）	72 以上
A（食用）	71〜55
B（加工用）	54〜31
C（一部加工用）	30 以下

3.5　卵の加工特性

（1）凝固性
　目玉焼きやゆで卵のように卵を加熱するとたんぱく質は変性し，凝固・ゲル化する．卵白と卵黄でそれぞれ凝固温度が異なっていて，卵白は 60〜65℃でゲル状となり，80℃で完全に固化するのに対し，卵黄は 65℃前後でゲル化が始まり，70℃で完全に固化する．温泉卵のように 65℃で一定に保つと卵黄は硬くなるが，卵白は軟らかいゲル状になる．また，卵の凝固性はさまざまな食品の保水性，凝固性，結着性の改善の目的として利用されている．
　また皮蛋（ピータン）のように，石灰を含んだ粘土の中で殻付卵を 2〜3 か月貯蔵することでゲルを形成する．これはたんぱく質がアルカリ変性を起こし，半透明のゲルを形成することによるものである．

（2）泡立ち性
　泡立ち性は，卵黄よりも卵白の方が優れている．泡立ち性は，泡の立ちやすさ（起泡性）と泡の消えにくさ（泡安定性）に分かれる．**起泡性**は，卵白たんぱく質のオボアルブミン，オボトランスフェリン，オボグロブリンに

よるもので，**泡安定性**は粘度の高いオボムシンの影響が大きいことが知られている．

(3) 乳化性

卵黄，卵白ともに乳化性を有するが，乳化安定性は卵黄の方が高い．これは，卵黄に含まれるリポたんぱく質が乳化に大きく関与している．マヨネーズやアイスクリームなどは卵黄の乳化性を利用した食品である．

3.6 加工卵の種類

卵の機能性は前述のように泡立ち性は卵白に，乳化性は卵黄に由来していることから，これらを利用して食品の加工原料として以下の素材が供給されている．

(1) 液卵

割卵によって卵殻を除いた全卵，卵黄と卵白に分けたものがあり，それぞれ液全卵，液卵黄，液卵白という．これらは保存性が低いため，その日のうちに使用する必要がある．**液卵**には殺菌液卵と未殺菌液卵がある．液卵の殺菌温度を表4.16に示した．殺菌後ただちに0～10℃に冷却し，容器に入れて出荷されている．

表4.16　液卵の殺菌条件

種類	連続式	バッチ式
全卵	60℃　3.5分間	58℃　10分間
卵黄	61℃　3.5分間	59℃　10分間
卵白	56℃　3.5分間	54℃　10分間

(2) 凍結卵

液卵に保存性をもたせるため，-30℃以下で急速凍結させたものを**凍結卵**という．冷凍全卵，冷凍卵黄，冷凍卵白がある．卵黄の場合，凍結すると変性し，不溶性のゲルを生じる．それを防ぐために卵黄と全卵には20％程度のしょ糖を凍結前に添加した加糖卵黄，加糖全卵がある．

(3) 乾燥卵

乾燥卵とは，各卵液を噴霧乾燥機などで乾燥したものである．水分が少ないため，長期保存が可能であり，常温でも保管できるメリットがある．乾燥で問題となるのは，微量のグルコースがたんぱく質とアミノカルボニル反応を起こし，褐変化と溶解性の低下を生じることである．これを防ぐため，酵母や乳酸菌，あるいはグルコースオキシダーゼという酵素を使用してグルコースを除く**脱糖**処理が行われている．

4 乳類

4.1 乳とは

　朝食に出てくる牛乳やヨーグルト，ピザにのったチーズ，ケーキなどに使われるクリーム，赤ちゃん用の粉ミルクなど，どれも乳からできたものである．もともと乳は哺乳動物の乳腺から出される液体で，乳児がしっかり育つためにつくり出された唯一天然の食料といえる．つまり，地球上に哺乳動物が誕生した頃から乳があったということになる．

　私たち人間は，家畜化が始まったとされる約1万年前からヤギやヒツジの乳を食料として利用したとされている．昔は冷蔵庫がなかったため，傷みやすい乳を保存するためにヨーグルトやチーズ，バターなど，その地域の気候をうまく利用して，さまざまな乳の食品がつくり出された．乳はその高い栄養価だけでなく，多種多様な食品に加工できることから世界中で生産され，消費されるようになったのである．生乳の生産量は世界で年間4億9271万トン（2015年）と増加傾向であるが，日本は逆に漸減傾向で741万トン（2015年）となっている．

　食用としての乳類には牛乳，やぎ乳，羊乳，水牛乳，馬乳があるが，日本では通常牛乳が用いられている．寒さに強く，乳量が多いということで，ホルスタイン種の乳牛がおもに飼育されている．

4.2 乳類の栄養成分：どのような栄養素を摂取しているか

　平均的な日本人が乳類から摂取している栄養素の割合を**表4.17**に示した．1日1人あたり125.8 gの乳類を摂取し，エネルギーとしては5.2％の摂取比率となっている．主要栄養素のたんぱく質は6.9％，脂質は8.5％，炭水化物は3.4％となっている．多く摂取している栄養素としては，飽和脂肪酸で19.2％，ビタミンB_2で16.8％，パントテン酸11.3％，リン13.4％で，特徴的なのがカルシウムであり，約30％の摂取比率である．

　牛乳は，通常乳白色を呈している．これはカゼインというたんぱく質がカゼインミセルという大きな粒子（コロイドという）をつくっていることと，脂肪が脂肪球として水中に分散しているためである．これらの粒子に光が当たると反射し，反射光が散乱するために白くみえるのである．

　図4.8に牛乳の主要成分を示した．牛乳から水分を除いた成分を**乳固形分**，乳固形分から乳脂肪分を除いたものを**無脂乳固形分**という．ほとんどの栄養素がバランス良く含まれている．牛乳と人乳（母乳）を比較すると，いくつかの成分で異なっている．**表4.18**に示したように，人乳は炭水化物が多いため牛乳よりも甘い味がする．乳中の炭水化物の主要成分は乳糖であるが，人乳中の炭水化物には多様なオリゴ糖（ヒトミルクオリゴ糖）を含んでいることが知られている．これらは，腸内有用菌の増殖因子として，

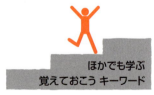

ほかでも学ぶ
覚えておこう キーワード

コロイド
➡食品学（総論）

4 乳類

表4.17 食品群別栄養素等摂取量における乳類の寄与

	摂取量 g	エネルギー kcal	たんぱく質 g	脂質 g	脂肪酸 g				コレステロール mg	炭水化物 g	食物繊維 g		
					飽和脂肪酸	一価不飽和脂肪酸	n-6系脂肪酸	n-3系脂肪酸			総量	水溶性	不溶性
総量	2,019.1	1,872.8	68.9	55.0	15.1	18.8	9.3	2.2	306.6	258.6	14.2	3.3	10.4
乳類	125.8	97.0	4.7	4.7	2.9	1.2	0.1	0.0	15.0	8.7	0.0	0.0	0.0
摂取比率	6.2%	5.2%	6.9%	8.5%	19.2%	6.4%	1.1%	0.0%	4.9%	3.4%	0.0%	0.0%	0.0%

	ビタミンA μgRE	ビタミンD μg	ビタミンE mg	ビタミンK μg	ビタミンB_1 mg	ビタミンB_2 mg	ナイアシン mgNE	ビタミンB_6 mg	ビタミンB_{12} μg	葉酸 μg	パントテン酸 mg	ビタミンC mg
総量	516.3	7.5	6.4	219.6	0.85	1.13	14.4	1.11	6.1	279.6	5.41	94.3
乳類	42.9	0.2	0.1	1.8	0.05	0.19	0.1	0.03	0.4	6.2	0.61	0.9
摂取比率	8.3%	2.7%	1.6%	0.8%	5.9%	16.8%	0.7%	2.7%	6.6%	2.2%	11.3%	1.0%

	ナトリウム mg	食塩相当量 g	カリウム mg	カルシウム mg	マグネシウム mg	リン mg	鉄 mg	亜鉛 mg	銅 mg
総量	3,868.0	9.8	2,230.6	503.7	239.2	978.0	7.4	8.0	1.12
乳類	86.3	0.2	183.1	150.8	14.6	130.8	0.0	0.6	0.01
摂取比率	2.2%	2.0%	8.2%	29.9%	6.1%	13.4%	0%	7.5%	0.9%

国民健康・栄養調査結果（表9）より算出

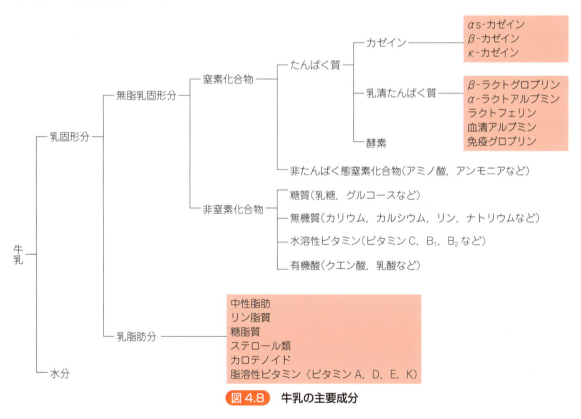

図4.8 牛乳の主要成分

また感染防御因子として機能していると考えられている．一方，たんぱく質については人乳の方が少なく，無機質であるカルシウムも牛乳の1/4になっている．

表4.18 人乳と牛乳の成分（g/100 g）

成分	普通牛乳	人乳
エネルギー（kcal）	67	65
水分（g）	87.4	88.0
たんぱく質（g）	3.3	1.1
脂質（g）	3.8	3.5
炭水化物（g）	4.8	7.2
灰分（g）	0.7	0.2
ミネラル（mg）		
Na	41	15
K	150	48
Ca	110	27
P	93	14
Mg	10	3
鉄	0.02	0.04
亜鉛	0.4	0.3
ビタミン（mg）		
水溶性	1.88	5.74
脂溶性	0.14	0.55

文部科学省，「日本食品標準成分表2015年版（七訂）」より抜粋，算出．

（1） 乳類に含まれるたんぱく質

① カゼイン

　牛乳のたんぱく質は100 mLあたり約3.4 g含まれていて，必須アミノ酸をバランス良く含むことからアミノ酸価は100であり，栄養的に優れている．牛乳に酸を加えてpH4.6に下げるとたんぱく質は凝固沈殿するようになる．このたんぱく質を**カゼイン**といい，牛乳のたんぱく質の約80%を占めている．カゼインは分子内にリン酸を結合しているリンたんぱく質であり，牛乳中でリン酸カルシウムと複合体を形成し，平均直径0.15 μmのコロイドという粒子となって分散している．これを**カゼインミセル**とよぶ．カゼインは，アミノ酸組成の異なる複数のたんぱく質からなっていて，α_s-**カゼイン**，β-**カゼイン**，κ-**カゼイン**に分けられる．α_s-カゼインとβ-カゼインは疎水性が高く，κ-カゼインは疎水性の部分と親水性の部分をもっており，κ-カゼインがカゼインミセルの表面に多く存在していると考えられている（図4.9）．

　カゼインミセルには，酸や塩化カルシウムの添加，あるいは凝乳酵素である**レンネット**などのたんぱく質分解の作用で凝固する性質がある．凝乳酵素による凝固はチーズをつくる際に，κ-カゼインのペプチド結合を特異的に加水分解することにより起こるものである．

② 乳清たんぱく質

　たんぱく質のカゼイン以外の液体部分を乳清（ホエイ）とよび，**乳清**に含

凝乳酵素
チーズをつくる際に凝乳酵素としてレンネットが使われる．レンネットには大きく分けて動物由来レンネット，微生物レンネットと発酵生産キモシンがある．動物由来レンネットは，仔牛の第四胃から抽出したもの（カーフレンネットという）である．しかし，仔牛を使うという点から供給量面に限界があることなどから，近年では微生物レンネットを使用する割合が多くなっている．なお，レンネットには複数の酵素が含まれており，主要な酵素は**キモシン**である．

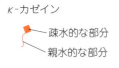
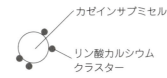
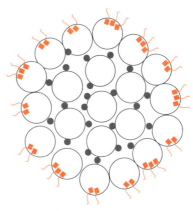

図4.9 牛乳中のカゼインミセルの構造モデル

カゼインミセルの内部は疎水性が高く，αs-カゼインやβ-カゼインの多いサブミセルがリン酸カルシウムと架橋を形成していると考えられている．
カゼインミセルの表面は，親水性の高いκ-カゼインが多くなって安定化していると考えられている．

まれているたんぱく質を**乳清たんぱく質**という．乳清たんぱく質は，全たんぱく質の約20%を占めており，**β-ラクトグロブリン**，**α-ラクトアルブミン**，血清アルブミン，**ラクトフェリン**，免疫グロブリンなどが含まれている．

β-ラクトグロブリンは牛乳の乳清たんぱく質の約50%を占めているが，人乳には含まれていないため牛乳アレルギーの主要アレルゲンとなっている．β-ラクトグロブリンやα-ラクトアルブミンは加熱によって凝固しやすく，ヨーグルトなどのゲル化にも関わっている．機能性たんぱく質であるラクトフェリンは，鉄イオン2分子を結合できる鉄結合たんぱく質で，牛乳にはわずかにしか含まれていないが（20～200 mg/mL），人乳には2000 mg/mLも含まれている．

（2） 乳類に含まれる脂質

牛乳中には約3.7%の脂質が含まれ，その98%はトリアシルグリセロールの中性脂質であり，ほかにリン脂質，ステロール類，カロテノイドが含まれている．牛乳の脂質はリン脂質やリポたんぱく質，コレステロールからなる皮膜（脂肪球被膜という）に包まれた直径0.1～22 μm（平均3 μm）の脂肪球の形で存在し，**水中油滴型（O/W型）**エマルションとして安定に分散している．脂溶性ビタミンも脂肪球に含まれている．

脂肪を構成している脂肪酸には，パルミチン酸，ステアリン酸，ミリスチン酸などの飽和脂肪酸が60%，オレイン酸などの不飽和脂肪酸が40%含まれている．炭素数の少ない揮発性の脂肪酸（酪酸，カプロン酸，カプリル酸）も含まれるため，乳類の風味に影響を与えることがある．また，人乳にはリノール酸やドコサヘキサエン酸などの多価不飽和脂肪酸も含まれている．

国家試験ワンポイントアドバイス

バターやバターオイルは，
① 飽和脂肪酸が多いので，ヨウ素価は小さい．
② 炭素数が少ない脂肪酸が多いので，ケン化価が大きい．

（3） 乳類に含まれる炭水化物

牛乳中に含まれる炭水化物のほとんどは，**乳糖（ラクトース）** である．牛乳には 4.4％，母乳では 7.2％含まれており，面白いことに哺乳動物の乳にしか乳糖は存在していない．乳糖はしょ糖の甘さの 1／5 程度で，牛乳もわずかな甘味を呈している．

乳糖はグルコースとガラクトースからなる二糖類でラクターゼ（β-ガラクトシダーゼともいう）という酵素で加水分解され，腸管から吸収される．ラクターゼは乳児の時期に酵素活性が高く，離乳とともにしだいに活性が低下していく．ラクターゼ活性が低かったり，遺伝的に欠損していたりすると乳糖を分解することができず，腸管を刺激し，腹部膨満感，下痢，腹痛などの症状が現れる．これを **乳糖不耐症** という．欧米人と比べ日本人を含めたアジア系の黄色人種に乳糖不耐症になる割合が高いとされている．乳糖は，エネルギー源となるだけでなく，ビフィズス菌などの腸内細菌叢の増殖を促すこと，カルシウムの吸収を促進することが知られている．

（4） 乳類に含まれる無機質

牛乳の無機質としてはカリウムがもっとも多く，カルシウム，リン，ナトリウムなどがこれに次いでいる．中でもカルシウムは牛乳 100 g あたり約 110 mg と豊富に含まれており，そのうちの 2／3 はカゼインミセルと結合し，コロイド状に分散し，吸収されやすい状態になっている．

さらに，乳糖や **カゼインホスホペプチド（CPP）** の存在で牛乳中のカルシウムの吸収が促進されることが知られている．そのためカゼインホスホペプチドは，カルシウムの吸収を助ける食品として特定保健用食品の関与成分の一つになっている．牛乳は食品のカルシウム給源として，量的にも質的にも大変重要な食品になっているといえる．

（5） 乳類に含まれるビタミン類

牛乳はほとんどのビタミン類を含んでいるが，とくにビタミン A（レチノールおよびカロテン類）とビタミン B_2 の給源となっている．カロテン類は飼料に由来するため，牛が青草を食べる夏に多く，冬は少なくなる．

（6） 乳類に含まれる機能性成分

カゼインや乳清たんぱく質は消化の過程でアミノ酸やペプチドに分解されるが，その分解物の中にはいろいろな機能をもったペプチドが含まれている．前述のカゼインホスホペプチドもその一つで，カルシウムが沈殿するのを防ぎ，小腸下部でのカルシウムの可溶化と吸収促進に関わり，カルシウムの吸収率を高めている．ほかにもカゼインの分解によって生じるペプチドには血圧上昇抑制作用，血小板凝集阻害作用，鎮痛作用などが知られている．

ラクトフェリン は乳清中に含まれる鉄結合たんぱく質で，細菌の増殖に必要な鉄をラクトフェリンがキレート結合することで抗菌作用を示すと考

国家試験ワンポイントアドバイス

牛乳でもっとも多く含まれる無機質（ミネラル）についての問題が出題されることがある．カルシウムと考えてしまいがちだが，実はカリウムが一番多いことに注意しよう．
食品成分表（七訂）では普通牛乳のカリウムは，可食部 100 g あたり 150 mg，カルシウムは 110 mg となっている．

国家試験ワンポイントアドバイス

牛乳中のカルシウムは，可溶性より不溶性が多く含まれる．可溶性は約 30％ほどで，不溶性はカゼインミセルとして存在している．

キレート結合
一つの分子が金属イオンをはさみ込むように結合すること．かにのはさみを意味する，ギリシア語（chelate）に由来する．

えられている.また,ラクトフェリンは,胃の消化酵素であるペプシンに分解されると強い抗菌活性を示すことも知られている.抗菌作用だけでなく,感染防御と関わる免疫細胞を活性化する作用もあり,免疫系が未熟な新生児を外敵から防御していると考えられている.さらに鉄吸収促進効果,脂質代謝改善効果なども明らかになり,多様な機能をもつたんぱく質として注目されている.

炭水化物の機能成分としてはミルクオリゴ糖がある.これらは乳幼児の消化管でビフィズス菌の栄養源になり,ビフィズス菌が増えることで腸内環境を改善し,整腸作用をもたらしている.腸内の有用微生物が増殖するのに役立つ食品摂取を**プレバイオティクス**といい,乳類に含まれるオリゴ糖はその代表例である.

> **国家試験ワンポイントアドバイス**
> ラクトフェリンは乳清たんぱく質で,鉄が結合している.

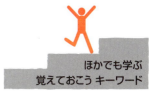

プレバイオティクス
➡食べ物と健康(食品学総論)

4.3　牛乳の凝固変化

牛乳中のカゼインミセルは,レンネットなどの凝乳酵素処理,塩析,脱塩あるいはアルコールや酸の添加によって凝固する性質がある.これらはコロイドとして分散しているカゼインミセルが安定性を失って互いに凝集し,沈殿,凝固することによるものである.

(1)　酸凝固

牛乳に酸を加えるか乳酸発酵すると酸性化し,pH4.6に近づくことでカゼインの電荷が中和され,等電点沈殿を起こす.ヨーグルトは乳酸菌の作用により牛乳中の乳糖から乳酸を産生し,その酸で凝固・ゲル化した乳製品である.

(2)　アルコール凝固

アルコール添加によってカゼインミセルの周囲の水分子が奪われ(脱水という),水和部分が壊れることで凝固していく.牛乳の新鮮度試験であるアルコールテストは,この原理に基づいている.

(3)　凝乳酵素による凝固

凝乳酵素による牛乳の凝固は,チーズ製造の際の重要な工程の一つである.

牛乳にレンネットを加えると,レンネット中のキモシンという酵素でカゼインミセルの表面にあるκ-カゼインのN末端から105番目のフェニルアラニン(Phe)と106番目のメチオニン(Met)間のペプチド結合が切断される.分解されたN末端から1～105番目までのペプチドは**パラ-κ-カゼイン**(疎水性のペプチド),106～169番目までを**グリコマクロペプチド**(親水性ペプチド)という.親水的なグリコマクロペプチドが離れることでカゼインミセルは不安定になり,水分,脂肪などを取り込みながら凝固してチーズのカード(凝乳)が生成されるのである(図4.10).

第 4 章 動物性食品

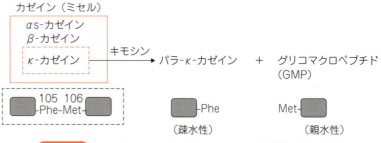

図 4.10 キモシンによるカゼインミセルの分解メカニズム

4.4 牛乳の加熱による成分変化

牛乳にはさまざまな微生物が存在することから，衛生面での安全性確保の目的で加熱殺菌を行うことが有効であり，日本の法令（後述する乳等省令）では一部例外を除き牛乳の加熱殺菌が義務付けられている．牛乳のおもな殺菌法としては，**表 4.19** に示した方法がある．製品の賞味期限，乳製品の加工条件によって殺菌・滅菌条件は異なる．

牛乳を加熱すると表面に膜ができることがある．この現象を**ラムスデン現象**という．この現象は，乳清たんぱく質が加熱によって変性したことによるものである．カゼインは比較的熱に安定であるが，乳清たんぱく質の主要成分のβ-ラクトグロブリンとα-ラクトアルブミンは約75℃で変性し始める．牛乳表面で乳清たんぱく質の加熱変性による凝集と水分蒸発による濃縮により脂質を含んだ膜を形成するのが，ラムスデン現象である．

牛乳を100℃以上の高温で長時間加熱すると，しだいに褐色を呈するようになる．これはたんぱく質のアミノ酸のアミノ基と糖類のカルボニル基が結合し，その後の複雑な化学変化によって**メラノイジン**という褐色物質が生成したためである．この反応を**アミノカルボニル反応（メイラード反応）**という．この反応ではリシン（リジン）の損失がみられるため，栄養価の低下を招くと考えられる．ただし，リシンの分解率は超高温殺菌法（UHT殺菌）で3～4％程度であり，動物試験の栄養評価で差はみられないことから通常の加熱であれば，著しい栄養価の低下を招くものではない．

表 4.19 牛乳の殺菌法

殺菌方法	条件
低温長時間殺菌（LTLT）	63～65℃，30分間
高温短時間殺菌（HTST）	72～75℃，15秒間
超高温短時間殺菌（UHT）	120～150℃，1～3秒間
超高温短時間滅菌（UHT）	140～145℃，3～5秒間

4.5 牛乳の利用

牛乳，乳製品は食品衛生法に基づいて厚生労働省が定めている**「乳およ**

生乳と牛乳

生乳とは，乳牛から搾ったままで加工されていない未殺菌の乳．食品衛生法上，生乳をそのまま販売することはできない．許可された工場で，細菌や抗生物質についての検査を受け，加熱殺菌した乳をびんや容器にパック詰めにしたものが牛乳である．

び乳製品の成分規格等に関する命令」(乳等命令)で，成分の規格や製造の基準，保存方法，容器包装の規格，表示方法の基準が定められている．この法律では「乳」は生乳，牛乳，特別牛乳，生山羊乳，殺菌山羊乳，生めん羊乳，成分調整牛乳，低脂肪牛乳，無脂肪牛乳，加工乳と定義されていて，乳飲料は「乳製品」となっている．

(1) 飲用乳

ここでは飲用乳の主要なものとして牛乳，成分調整牛乳，低脂肪牛乳，無脂肪牛乳，加工乳および乳飲料について説明する．それぞれの成分規格を表4.20に示した．

牛乳：牛から絞った生乳だけを原料としたものであり，無脂乳固形分8.0％以上，乳脂肪分3.0％以上の成分のものをいう．水はもちろんのこと他の原料を混入させてはならない．

成分調整牛乳：生乳100％を原料として水分や乳脂肪分の除去で成分を調整したもので，無脂乳固形分8.0％以上のものをいう．

低脂肪牛乳，無脂肪牛乳：牛乳から乳脂肪を一定量除去したもので，無脂乳固形分が8.0％以上で，乳脂肪がそれぞれ0.5～1.5％，0.5％未満となっている．

加工乳：決められた乳(生乳，牛乳，低脂肪牛乳など)と乳製品(脱脂粉乳，クリーム，バターなど)を水に混合溶解し，無脂乳固形分を8.0％以上としたものである．

乳飲料：生乳，牛乳もしくは特別牛乳またはこれらを原料として製造した食品を主要原料としたもので，乳・乳製品以外のものも添加することが認められている．たとえばコーヒーや果汁などを加えた飲料乳やカルシウムや鉄などの栄養素を強化した飲料のように，甘味料，酸味料，香料，着色料，果汁，コーヒー抽出液，ビタミン，ミネラルなど乳以外のものを使用することができる．乳飲料の成分の規格については乳等省令で定められていないが，業界の自主規制である「飲用乳の表示に関する公正競争規約」

乳固形分，無脂乳固形分，乳脂肪分
図4.8 も参照．

表4.20 飲用乳の成分規格

種類	乳固形分		衛生基準	
	無脂乳固形分	乳脂肪	細菌数(1 mL 中)	大腸菌群
牛乳	8.0％以上	3.0％以上	5万以下	陰性
特別牛乳	8.5％以上	3.3％以上	3万以下	陰性
成分調整牛乳	8.0％以上	規定なし	5万以下	陰性
低脂肪牛乳	8.0％以上	0.5％以上1.5％以下	5万以下	陰性
無脂肪牛乳	8.0％以上	0.5％未満	5万以下	陰性
加工乳	8.0％以上	規定なし	5万以下	陰性
乳飲料	乳固形分3.0％以上		3万以下	陰性

では乳固形分を3％以上含むものとされている．

また，牛乳容器については目の不自由な人でも触って牛乳とわかるように，バリアフリー対応の牛乳容器が流通されている（図4.11）．「切り欠き」の形状を500 mL以上の屋根型紙パックの頂上部に付けたものである．

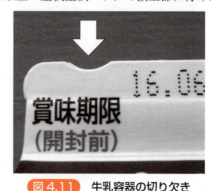

図4.11　牛乳容器の切り欠き

（2）粉乳

粉乳とは，牛乳などの液状乳からほとんどの水分を除いて粉末状にしたものである．原料乳を殺菌した後，濃縮して噴霧乾燥してつくられる．生乳，牛乳または特別牛乳を粉末にしたものを**全粉乳**，牛乳の脂肪分を除去した脱脂乳を粉末にしたものを**脱脂粉乳**，乳児用，妊産婦・授乳婦用，病者用など目的に応じて調整した**調製粉乳**などがある．保存性，輸送性，貯蔵性に優れているのが特徴である．

（3）練乳

練乳は牛乳を減圧下で濃縮したものである．練乳にはしょ糖を加えないで約1/2まで濃縮した無糖練乳（エバミルク）と，しょ糖を加え約1/3に濃縮した加糖練乳（コンデンスミルク）がある．同様に脱脂乳を原料とした場合は，それぞれ無糖脱脂練乳，加糖脱脂練乳という．加糖練乳はしょ糖濃度が40％以上であり，保存性が良好となる．

（4）クリーム

クリームは生乳や牛乳から乳脂肪分以外の成分を除去したもので，乳脂肪18％以上と決められている．乳脂肪分20％前後のコーヒー用，乳脂肪分40％前後のホイップ用がある．クリームではほかの成分の添加は認められておらず，添加物や植物性脂肪を添加したものは「乳または乳製品を主原料とする食品」に分類されている．

（5）バター

バターは生乳，牛乳または特別牛乳から得られた脂肪粒を練圧したもので，乳脂肪分80.0％以上，水分17.0％以下のものと定義されている．クリームを激しく撹拌する（**チャーニング**という）と乳脂肪が塊状になってくる．これを練り上げて（**ワーキング**という）成形したものがバターである．ク

リームは O/W 型（水中油滴型）のエマルションであるが，バターは転相によって W/O 型（油中水滴型）エマルションになる．

食塩添加の有無で**有塩バター**と**食塩不使用バター**がある．有塩バターには 1 ～ 2 ％の食塩が添加されていて，風味と保存性が良く，食塩不使用バターは業務用あるいは製菓用として，おもに使用されている．

（6）チーズ

チーズには大きく分けてナチュラルチーズとプロセスチーズがある．

ナチュラルチーズは乳を乳酸菌で発酵または酵素を加えてできたカード（凝乳）から乳清を除去し，固形状にしたもの，または熟成させたものと定義されている．ナチュラルチーズは菌や酵素が生きているため，熟成中に各種酵素が作用し，たんぱく質や脂質が徐々に分解され，独特の風味を形成する．原料乳の違い，熟成方法，微生物の種類などによってナチュラルチーズは分類されている．表 4.21 に代表的なナチュラルチーズをまとめた．

プロセスチーズは，ナチュラルチーズに食品添加物の溶融塩（乳化剤）と必要に応じて副原料を加えて粉砕，加熱溶融，乳化したものである．組織が均一で保存中の味の変化が少ないことから，ナチュラルチーズよりも長く保存することができる．

（7）発酵乳，乳酸菌飲料

発酵乳は，乳または乳等を乳酸菌または酵母で発酵させ，のり状または液状としたもの，またはこれらを凍結したものと定義されている．日本で

> **国家試験ワンポイントアドバイス**
>
> 食品成分表（七訂）から収載されている食塩不使用バターは，これまで「無塩バター」とよばれていた．乳成分にもともと含まれているナトリウムと区別できないことから，「無塩」ではなく「食塩不使用」となった．なお，バターは「油脂類」に分類されている．

表 4.21 ナチュラルチーズの種類

種類	特徴
フレッシュタイプ	牛乳などを乳酸菌や凝乳酵素で凝固させ，乳清（ホエイ）を除去し，熟成させずに食べるチーズでクリーム，カッテージ，モッツァレラなどが代表例である．比較的高水分でくせがなく，さわやかな酸味と新鮮なミルク風味が特徴となっている
セミハードタイプ	チーズの中ではもっとも種類の多いタイプ．ゴーダ，チェダー，サムソーなどのチーズで，チーズの水分値を 38 ～ 48 ％に調整したチーズである
ハードタイプ	硬質系のエメンタール，コンテ，パルミジャーノレッジャーノ，パルメザンチーズなどが代表的である．水分値を 38 ％以下に調整したチーズで，セミハードタイプよりも熟成期間が長く，濃厚なうま味のあるチーズに仕上がっている
白カビタイプ	チーズ表面がペニシリウム属などの白カビで覆われているチーズで，カマンベール，ブリーに代表される．熟成が進むにつれて内部がクリームのようにとろけるような軟らかい組織となり，芳醇な風味となる
青カビタイプ	チーズの内部に青カビを繁殖させたもので，ロックフォール，ゴルゴンゾーラ，ブルーなどがある．青カビのリパーゼの作用により乳脂肪が分解し，刺激性のある風味を呈している
ウォッシュタイプ	ポンレヴェック，リヴァロ，リンバーガーなど，リネンス菌をチーズ表面に繁殖させ，薄い食塩水や地酒などで洗いながら熟成させる．チーズ表面は赤褐色を呈し，たんぱく質分解酵素により特徴的な強い芳香と深い味わいをもつものになる
シェーブルタイプ	やぎ乳を原料としたチーズで，サントモール，クロタン，ヴァランセが代表例である．カプロン酸，カプリル酸，カプリン酸などの遊離脂肪酸が特徴的な風味となっている

食品成分表での表記との関係
プレーン（全脂）→全脂無糖
　〃　（低脂肪）→低脂肪無糖
　〃　（無脂肪）→無脂肪無糖
ハード→脱脂加糖

は発酵乳は一般に**ヨーグルト**とよばれているが，国際規格であるコーデックス規格ではヨーグルトを二つの乳酸菌，すなわち *Lactobacillus bulgaricus*（ブルガリクス菌）と *Streptococcus thermophilus*（サーモフィラス菌）を用いて発酵させて製造したものと定義されている．

　成分の規格としては，無脂乳固形分8.0%以上であること，乳酸菌または酵母の数が1 mLあたり10^7個以上含まれている必要がある．日本ではプレーンタイプ，ハードタイプ，ソフトタイプ，ドリンクタイプ，フローズンタイプのヨーグルトが流通している．プレーンタイプとは，乳を乳酸菌で発酵させただけのヨーグルトで，砂糖などの添加物を加えていないものである．ハードタイプは乳を発酵させ，砂糖，香料などを加え，寒天やゼラチンで固めたもの，ソフトタイプは凝固したヨーグルトにフルーツなどを混合したものである．ドリンクタイプは，ヨーグルトを撹拌して液状にして甘味料，香料を加えたものである．近年，種々の生理的作用をもった乳酸菌やビフィズス菌などの**プロバイオティクス**を加えたヨーグルトが，製造・販売されてきている．

　乳酸菌飲料は，乳または乳製品を乳酸菌または酵母で発酵させたものを加工し，飲料に調製した乳製品乳酸菌飲料と乳主原乳酸菌飲料である．無脂乳固形分3.0%以上で生菌タイプの乳製品，乳酸菌飲料の場合，乳酸菌または酵母の数が1 mLあたり10^7個以上含まれている必要がある．殺菌タイプには生菌数の規格はない．無脂乳固形分3%未満と，乳酸菌または酵母の数が1 mLあたり10^6個以上のものが乳主原乳酸菌飲料である．

（8）アイスクリーム類

　アイスクリーム類は，乳製品(牛乳，クリーム，練乳など)に卵黄，糖類，香料，乳化剤，安定剤などを加えて殺菌し，撹拌しながら凍結したものである．乳等省令によって成分規格が決められており，表4.22のように**アイスクリーム**，**アイスミルク**，**ラクトアイス**がある．乳固形分3%未満はアイスクリーム類ではなく，一般食品として「氷菓」に分類されている．

オーバーラン
アイスクリームは脂肪，たんぱく質，糖類などの成分と空気，水からなる．撹拌により含まれている空気の割合をオーバーランという．

表4.22　アイスクリーム類の成分規格

種類	成分規格
アイスクリーム	乳固形分15.0%以上，乳脂肪分8.0%以上
アイスミルク	乳固形分10.0%以上，乳脂肪分3.0%以上
ラクトアイス	乳固形分3.0%以上

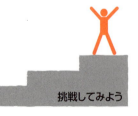

挑戦してみよう

復習問題を解いてみよう
https://www.kagakudojin.co.jp

第 5 章

油脂類，菓子類，し好飲料類，調味料及び香辛料類，調理済み流通食品類

この章で学ぶポイント

★ 油脂類などの食品の分類と特徴について理解しよう．
★ 菓子類，し好飲料類の種類と製法について学ぼう．
★ 調味料，香辛料，調理済み流通食品類の種類について理解しよう．

◆ちょっと 学ぶ前に復習しておこう◆

脂質
おもな脂肪酸の種類，それぞれの構造について思い起こしておこう．

トランス脂肪酸
トランス脂肪酸の定義を思い起こしておこう．摂取については，日本と海外とで考え方が異なることを理解しておこう．

食品の二次機能
味と香りに関与するおもな成分を思い起こしておこう．味の相互作用には，対比効果，変調効果，相乗効果などがある．

食品成分の相互作用
アミノ・カルボニル反応など，食品加工によって生じる反応による味や色の変化について思い起こしておこう．

1 油脂類

脂質は，水に溶けないものの総称である．昔から，互いに反りが合わずに仲が悪いことを「水と油」というが，実際の脂質（＝油）も水に相容れないものとされ，水への溶解度によって定義される．また厳密な定義がないことから，「長鎖脂肪酸あるいは炭化水素鎖をもつ生物由来の分子」として定義されることもある．炭化水素とは，炭素原子と水素原子だけでできた化合物のことを指す．食品成分表（八訂）の中では「食品中の有機溶媒に溶ける有機化合物の総称」と解説されている．

一般的に「脂質」と聞いてイメージするのは，「太る」というネガティブな印象である．確かに1gあたりのエネルギーは9 kcal/gであり，4 kcal/gの炭水化物，たんぱく質に比べて多いのは事実である．みかたを変えると，少量でも高エネルギーを得ることができ，効率の良いエネルギー源である．また脂質は生体膜の成分として，エネルギーの貯蔵機能として，さらには代謝活性をコントロールするホルモンとしてなど，体内で重要な役割を果たしている．正しい知識に基づいて脂質を摂取することは重要である．

食品成分表（七訂）までは間接分析によって求められた脂質であったが，八訂では，直接分析によって得られた脂肪酸のトリアシルグリセロール当量でエネルギーが算出されるようになった．よって，脂肪酸のトリアシルグリセロール当量で表した脂質と脂質の収載値がある食品については，脂肪酸のトリアシルグリセロール当量で表した脂質の収載値が用いられている．このように従来のジエチルエーテルなどの溶媒で抽出した物質の重さから求める重量法に比べるとより正確に把握できるようになった．

1.1 食用油脂とは

食用油脂とは，食べることができる常温で液体の**油**と常温で固体の**脂**のすべてを指す．とくに調理では，炒める（各種油脂），揚げる（植物油脂，ラード，ショートニング），ドレッシング（植物油），菓子（バター，ショートニング）など幅広く使用されている．

一般に食用油脂は，原料の種類の違いによって植物性油脂と動物性油脂に分類される．また，これらの油脂を原料として加工されたマーガリン，ショートニング，粉末油脂などは，加工油脂とよばれている．日本農林規格（JAS）では，油脂の精製度合いによって植物性油脂は**表5.1**のように分類されている．

1.2 食用油脂の製造と精製

食用油脂，とくに植物性油脂は，原材料から原油をつくり精製して製品化する．原油をつくるには，おもに圧搾法と抽出法がある．

表5.1 植物性油脂の JAS 規格

油　種	等級（精製度合による分類）		
	精製度が低い	精製油	サラダ油
食用サフラワー油		精製サフラワー油	サフラワーサラダ油
食用ぶどう油		精製ぶどう油	ぶどうサラダ油
食用大豆油		精製大豆油	大豆サラダ油
食用ひまわり油		精製ひまわり油	ひまわりサラダ油
食用とうもろこし油		精製とうもろこし油	とうもろこしサラダ油
食用綿実油	綿実油	精製綿実油	綿実サラダ油
食用ごま油	ごま油（注：焙煎）	精製ごま油	ごまサラダ油
食用なたね油	なたね油（注：赤水）	精製なたね油	なたねサラダ油
食用こめ油		精製こめ油	こめサラダ油
食用落花生油	落花生油	精製落花生油	
食用オリーブ油	オリーブ油	精製オリーブ油	
食用パーム油		精製パーム油	
食用パームオレイン	食用パームオレイン		
食用パームステアリン	食用パームステアリン		
食用パーム核油		精製パーム核油	
食用やし油		精製やし油	
食用調合油	調合油	精製調合油	調合サラダ油
香味食用油	香味食用油（注：食用植物油脂に，香味料，香辛料を加えたもの）		

資料：農林水産省監修「日本農林規格・品質表示基準」第3巻．

圧搾法は油分の多い植物に用いられることが多い．原料に圧力をかけて物理的に搾油する．なたね，べに花，ごまなどがこの方法で行われている．

一方，比較的油分の少ない植物は**抽出法**で油が採られる．容器に食品添加物の揮発性溶剤を加えて，油分を溶剤に移行させる．これを連続的に行い，油脂が含有している溶剤を蒸留装置で油分と分けて，油を採る．これによって，原料残油は1％未満になる．なお，日本農林規格では，油分の抽出に使用可能な溶剤として，食品添加物のヘキサン（n-ヘキサン）が認められている．

さらに，圧搾では原料残油が10〜20％あり，この残りを採油するために，抽出法を併用する．圧搾と抽出とを合わせた方法を**圧抽法**とよぶ．

動物性油脂の場合，屠殺時に可食部の肉を切り出した後に残る組織に脂質が含まれている．この組織を加熱して，脂質を溶出させ精製して脂質をとる工程を**レンダリング**とよぶ．

採られた原料油には，ガム質・遊離脂肪酸・色素・有臭物質・微細なきょう雑物などの不純物が含まれているため，製品の使用目的に合わせてこれらを除去する（図5.1）．

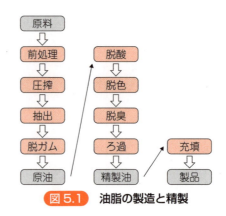

図5.1 油脂の製造と精製

(1) 脱ガム

原油に水蒸気吹込みまたは温水を加えると，リン脂質，たんぱく質，樹脂成分などのガム質が油から不溶化してくる．遠心分離機にかけて油と分離し，取り除く工程を**脱ガム**という．大豆油の場合，ガム質にリン脂質のレシチンを含んでいるため，レシチンが回収される．

(2) 脱酸

原油中に含まれる遊離脂肪酸を除去するために行う．一般的には，苛性ソーダを加えて中和することで石けんにし，遠心分離機を行って取り除く．この工程で微量金属や色素の一部も除去される．

(3) 脱色

原油に天然の白土を加工した活性白土を加え，クロロフィルやカロテノイド系などの色素を吸着させて脱色する．色素類を吸着させた白土は，ろ過によって除去する．

(4) 脱ろう（ウインタリング）

ろうの含有量が多い油に行う．ろう分が固まるまで油を冷却し，ろ過によって除去する．とくにろう分の多いべにばな油やコーン油などに行われる．

サラダ油は，日本農林規格によって，0℃で5.5時間清澄であることが定められている．清澄を妨げる成分はろうであるため，サラダ油の製造にウインタリングは不可欠な工程となる．

(5) 脱臭

油に，高温・真空の状態で水蒸気を吹き込み，有臭成分を除去する．

1.3 植物性油脂

植物性油脂の脂肪酸組成を**表5.2**に示す．

(1) オリーブ油

オリーブは地中海沿岸で多く栽培される樹木で，この果実から油を採っ

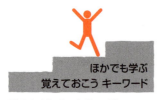

脱ろう（ウインタリング）
→食べ物と健康（食品加工学）

第3類医薬品であるオリーブ油
日本薬局方で販売されているオリーブ油は，第3類医薬品である．食用より精製度は高い．

表5.2　植物油脂の脂肪酸組成比

	飽和脂肪酸	不飽和脂肪酸			
		オレイン酸	リノール酸	リノレン酸	その他
べにばな油（ハイオレイック）	7.4	74.6	17.7	0.3	—
べにばな油（ハイリノール）	9.7	14.5	75.8	—	—
ひまわり油	10.6	16.7	72	0.4	0.3
とうもろこし油	13.4	30.1	55.6	0.9	—
綿実油	25.1	18.4	56.5	—	—
大豆油	14.4	23.6	54.7	6.4	0.9
ごま油	15.4	40.1	44.5	—	—
米油	19	41.2	38.1	1.1	0.6
なたね油	7	58	23.3	9.9	1.8
オリーブ油	14.3	75.1	9.4	0.5	0.7
パーム油	47.1	36.7	10.1	0.4	5.7
パーム核油	76.3	14.7	9.0	—	—

日本油脂検査協会資料．

て得られる．黄緑色を呈し，特有の香りが特長で，食用以外にも，化粧品や薬品にも使用される．大部分が一価不飽和脂肪酸のオレイン酸である．調理油の用途だけでなく，ドレッシングなどの調味料の一種として用いられる．

（2）サフラワー油（ハイオレイック，ハイリノール）

べに花の種から圧抽法によって油を採る．オレイン酸が多い種類（ハイオレイック）と，リノール酸が多い種類（ハイリノール）がある．血中コレステロール低下効果があると研究発表が行われるなど，健康に良い食用油として関心が高まっている．

（3）大豆油

大豆油はキャノーラ油と並び，日本の食用油の中で汎用性が高い油脂である．リノール酸を54.7％含み，脂肪酸の不飽和度が高い油である．安価で色やにおいもないことから，てんぷら油やサラダ油として用いられている．油粕（大豆ミール）は飼料や醸造用に使用される．

（4）なたね油

菜の花の種子から採ったなたね油（キャノーラ油）は，ドレッシング，炒め物，揚げ物など調理用として幅広くいろいろな用途に使用される．マーガリンやショートニングの原材料にもなる．

菜種には心疾患を引き起こすなど健康上問題があるとされたエルシン酸（エルカ酸）が含まれているため，食用油中のエルシン酸除去が最重要課題であった．しかし，その後，エルシン酸を含まない品種が開発され，食用として消費されている．採油後の菜種粕は肥料より付加価値の高い飼料に使用できるようになった．

（5） とうもろこし油

とうもろこしの胚芽から圧抽法によって採った油で，甘味のある風味が特長的である．また，熱安定性が高いため揚げ物に適しており，香ばしくカラッとした仕上がりで風味が長もちする．天然抗酸化物質（トコフェロールやフェルラ酸など）を多く含むため，酸化安定性が高い．

（6） パーム油，パーム核油

ヤシ科の常緑高木であるパームやしの果肉から圧搾法で採った油である．また，種子から採った油をパーム核油という．パルミチン酸などの飽和脂肪酸が多く含まれているため，室温では半固体の油脂である．パーム油はフライなどの加工用油脂やマーガリン，ショートニングに使用され，パーム核油はホイップクリーム，コーヒークリーム，チョコレート用油脂などに用いられる．

1.4 動物性油脂

（1） 牛脂

牛脂は，牛の脂肉から高温融出法で採った脂肪で，大きな需要はフライ油とカレールーである．そう菜などのフライ油は牛脂100％からパーム油との調合油に切り替わり，カレールーもBSE問題以降，パーム油に切り換えられ，その需要は年々減少傾向にある．

（2） ラード

豚脂ともよばれ，高温融出法で採取する．調理に用いられる豚の脂肪全般を指す．牛脂より融点が低く，揚げ物や炒め物など，調理用として幅広く使用されている．また，コクが出るため，ラーメンのスープなどにも使用される．

加工油脂
食品成分表（七訂）では「油脂類」に収載されている．

1.5 加工油脂

（1） バター類

牛乳の中で，乳脂肪が膜に包まれた細かな粒子（脂肪球）となって浮遊している（油中水滴型，W/O型）．この脂肪の粒を集めて固め，練り揚げてつくられたものが**バター**である．練り上げる工程の中で，乳脂肪を覆う膜が破れて乳脂肪が出てくる．脂肪にはカロテン類が含まれているため，バターはカロテン類に由来する黄色を呈している．バターは，厚生労働省の乳等省令によって「生乳，牛乳又は特別牛乳から得られた脂肪粒を練圧したもの」と定義されている（表5.3）．クリームを練圧することで相転移が起き，水中油滴型から油中水滴型になる．

1箱分のバター（200 g）をつくるのに，約4.4 Lの牛乳を必要とする．バターの成分の80％以上は乳脂肪であるが，バターの脂肪は食用油脂の中でも消化が良く，効率的にエネルギーに変えることができる．脂肪酸組成

表5.3 バターとマーガリンの違い

	バター	マーガリン
原料	牛乳	植物性・動物性の油脂
形状	硬めの質感	軟らかく，滑らか
バリエーション	発酵させた牛乳でつくった発酵バターや菓子用の食塩無添加タイプなど	カロリーハーフのものやチョコレート，ガーリックなど風味を付けたもの

比は，飽和脂肪酸 50.45％，一価不飽和脂肪酸 17.97％，不飽和脂肪酸 2.14％である．また，ビタミン A を豊富に含んでいるのが特長である．そのほかにビタミン D，ビタミン E などが含有されている．

（2）マーガリン類

マーガリンは，精製した油脂に粉乳や発酵乳，食塩，ビタミンなどを加えて乳化し，練り合わせた加工食品である．原料となる油脂としては，おもに大豆油，なたね油，コーン油，パーム油，ヤシ油，綿実油，ひまわり油など，植物油が 60％強を占めている．動物性油脂や魚油なども使用されている．

日本農林規格では「マーガリン類」の中にマーガリンとファットスプレッドがあり，油脂含有率が 80％を超えるものがマーガリン，80％未満がファットスプレッドとよばれる．ファットスプレッドは，油分が少なく，

マーガリンの酸化
マーガリンにはβ-カロテンが着色料として使われている．時間が経つと，マーガリンの表面が黄色くなってくる．これは，マーガリン表面の水分が蒸発して乾燥することにより，β-カロテンの色が濃くみえるためである．きちんと保存していれば風味に影響はない．

Column

マーガリン，ショートニングとトランス脂肪酸

水素添加は，油に水素を吹き込むことで不飽和脂肪酸の二重結合部分を飽和させ，常温で液体の油を半固体または固体の油脂に物性を変えるための加工技術である．この製造の過程で，トランス脂肪酸が生成する場合がある．水素添加によって製造されるマーガリン，ファットスプレッド，ショートニングや，それらを原材料に使ったパン，ケーキ，ドーナツなどの洋菓子，揚げ物などにトランス脂肪酸が含まれている．

トランス脂肪酸を大量に摂取すると，血液中の LDL コレステロールが増え，HDL コレステロールを減らす作用がある．このため，日常的にトランス脂肪酸の摂取量が多いと，少ない場合と比較して心臓病のリスクを高める．WHO/FAO 合同専門家会合では，トランス脂肪酸は冠動脈性心疾患のリスクを増やす確実な証拠があるとして，摂取量を1日あたりの総エネルギー摂取量の1％未満とする目標が示された．このため，加工油脂メーカーはトランス脂肪酸を低減させる製造技術を確立し，含有量の低減に努めている．

食品成分表 2010 ではトランス脂肪酸量が掲載されていた．食品成分表（七訂）で，再度トランス脂肪酸について分析が行われ，大幅に低減されていたことがわかった．食品によりトランス脂肪酸量のばらつきが大きい可能性があるため，食品成分表では七訂に引き続き八訂でも掲載されていない．

日本においては食品安全委員会からファクトシートが提出され，諸外国と比較して日本人のトランス脂肪酸の摂取量は少ないため，健康への影響は小さいと結論付けられている．

水分の割合が多いためエネルギーが少なく，軟らかいため，パンに塗りやすいのが特長である．

（3）ショートニング

植物油を原料とした，常温で半固形状（クリーム状）の食用加工油脂である．マーガリンとは異なり，水分や乳成分を含まない油脂のみからなる．焼き菓子やパンに練り込んで使うために開発され，バターやラードの代用として利用される．

物性は，常温でも伸びが良く，生地への混ざりやすさなどに優れているため，クッキーやビスケットなどに加えた場合，サクサク，ポロポロとした軽い食感を出すことができる．これを**ショートニング性**という．

ショートニングの語源
ショートニングの語源は，「さっくり」や「パリッ」という食感を表す意味での形容詞 "short" に由来している．

2 菓子類

菓子は，日常生活のいろいろな場面で登場する．食事とは異なるもので，塩味や甘味などの味が強調され，フレーバーにより嗅覚にも刺激を与える．また，食品素材や加工技術により食感も工夫されている．

2013年（平成25）の家計調査（総務省統計局）によると，市販の菓子に対して1か月あたり4,208円の支出となっている．食料の中で菓子の支出は，約7.1％を占めており，それだけ生活には欠かせない嗜好品になっている．

なお，アイスクリーム類は食品衛生法および乳等省令により，乳製品として分類されている．また，ざぼん漬，マロングラッセ，パインアップルの砂糖漬以外のドライフルーツや果実の砂糖漬，また焼きいもや煎り豆など農産物を単純に加工したものは菓子製造とみなされない場合が多い．一方でポテトチップやコーンスナックなどは，スナック類に分類されている．

アイスクリーム類
表4.22も参照．乳脂肪，乳固形分3％未満のものは氷菓とよぶ．

2.1 菓子の分類

（1）歴史的背景からの分類

菓子は，昔から国内で伝統的につくられていた和菓子と西洋から伝えられた洋菓子に大きく分類される．一般的に，**和菓子**とは，太古の昔から日本で独自につくられてきた菓子（野生の木の実，果物など），奈良・平安時代に大陸から渡来してきた菓子（唐菓子など），安土・桃山時代に南蛮などより渡来して定着した菓子類（金平糖，ビスケットなど）の総称である．洋菓子は，明治維新以降西欧文化とともに導入され，普及した菓子類の総称である．

和菓子と洋菓子の違いは厳密ではなく，カステラなどは南蛮渡来の洋菓子といわれたり，和菓子といわれたりしている〔食品成分表（七訂）では和菓子に分類されている〕．

南蛮
南方から渡航する外国人，シャム，ルソン，ジャワを始め，ポルトガル，スペインもこのようによばれていた．

唐菓子
米粉や小麦粉を練って成形したものを油で揚げたもので，古代の代表的な加工菓子である．実際には資料が少ないため，どれを唐菓子と称するかは研究者の間でも明確でない．

(2) 保存性による分類(生菓子,半生菓子,干菓子)

菓子の水分含量とその保存性を基準にすると,「生菓子」と「半生菓子」と「干菓子」に分類される.和菓子のうち水分含量が20%以上のものを**生菓子類,半生菓子類**とした.

なお,食品衛生法(昭和22年法律第233号)に基づく「標示を要する生菓子類の定義について」では,生菓子類とは,(ⅰ)でき上がり直後において水分40%以上を含有するもの,(ⅱ)あん(餡),クリーム,ジャム,寒天またはこれに類似するものを用いた菓子類であって,でき上がり直後において水分30%以上を含有するもののいずれかに該当する場合としている.

2.2 菓子類

(1) 和生・半生菓子類

小豆を煮てつぶし,漉して砂糖を加え,火にかけて練った小豆練りあん類(並練りあん,中割あん,つぶしあん,もなかあん)を使用した菓子.甘納豆,今川焼,まんじゅう,もなかなどが分類される.

(2) 和干菓子類

和菓子のうち水分含量が20%未満のものでかりんとう,せんべい,ボーロなどが分類される.

(3) 菓子パン類

菓子パンは,砂糖を多く含むパン生地を用いたパンである.パン類は,品質表示基準では,「食パン」,「菓子パン」および「その他のパン」に分類される.菓子パン以外のパンは,穀類に収載されている.

(4) ケーキ・ペストリー類

おもに洋菓子である.ケーキ,ドーナツ,ワッフルなどが分類される.

(5) デザート菓子類

おもに洋菓子である.カスタードプディング,ゼリー,ババロアが分類される.

(6) ビスケット類

ビスケット類とは,ビスケット,クラッカー,カットパンおよびパイ並びにこれらの加工品をいう.また,ビスケットとクッキーの区別として,クッキーは,ビスケットのうち,手作り風の外観で,糖分・脂肪分の合計が全体重量の40%以上のものを指す.

(7) スナック類

ポテトチップスなどが分類される.

(8) キャンデー類

砂糖と水あめを主原料とした菓子類の総称.糖液を煮詰める温度で類別すると,低温で煮詰めるソフトキャンデーと高温で煮詰めるハードキャンデーに分類される.ただし,あめ玉は和干菓子類に分類される.

（9） チョコレート類

チョコレートは，カカオマス，カカオバター，砂糖，粉乳を磨砕，微粒化，精練，調温，成型，熟成したものである．表示に関しては，公正競争規約で定められている．

チョコレートは，カカオマスに砂糖を加えたスイートチョコレートと乳製品を加えたミルクチョコレートに分けられる．また，ホワイトチョコレートはカカオマスを用いないものである．

（10） 果実菓子類

マロングラッセなどが分類される．

（11） チューインガム類

ガムベース（植物性樹脂，酢酸ビニル樹脂，エステルガムなど）に，各種糖類，香料類などを加え，練り合わせ，圧延，切断したものである．

3 し好飲料類

食品成分表（八訂）にはアルコール飲料類，茶類，コーヒー・ココア類，その他が収載されている．アルコール飲料類に分類される飲料は，酒税が徴収されるという点で他の食品とは異なっている．酒類の分類と定義（規格）は酒税の一環として国税庁が決めている．食品成分表に記載されているアルコール飲料との関係を図5.2に示した．

3.1 アルコール飲料類の種類

日本の酒税法ではアルコール分1％以上含む飲料を，酒類（成分表では**アルコール飲料**）という．酒類には多くの種類があるが，食品成分表（八訂）では製造方法によって，**醸造酒類**，**蒸留酒類**，**混成酒類**に分けている．代

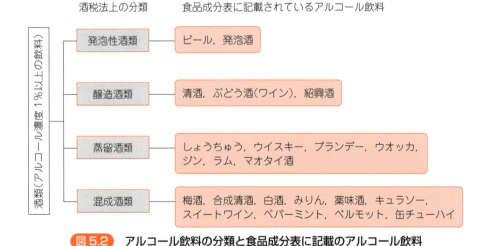

図5.2 アルコール飲料の分類と食品成分表に記載のアルコール飲料

醸造酒類，蒸留酒類，混成酒類に該当しても発泡性酒類に該当する場合は，発泡性酒類となる．

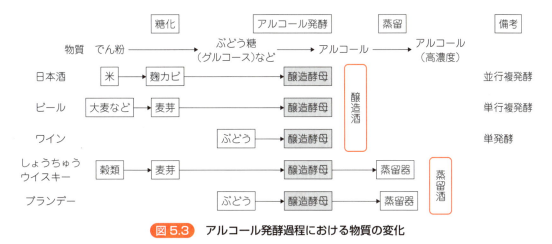

図 5.3　アルコール発酵過程における物質の変化

表的な蒸留酒類と醸造酒類のおもな原料と製造工程中に起こる物質の変化を図 5.3 に示した.

　糖質をアルコールに変える微生物は酵母である. ワインのように原料にあらかじめ存在する糖質〔ぶどう糖（グルコース），果糖（フルクトース），しょ糖（スクロース）など〕を酵母で発酵するものを**単発酵**，ビールのように麦芽の酵素（アミラーゼ）で発酵に利用する糖質をつくり（**糖化**），次の工程でアルコール発酵するものを**単行複発酵**，それに対し，清酒（日本酒）では麹カビによる糖化と酵母によるアルコール発酵という二つの反応を同時並行で行うので**並行複発酵**とよぶ. 糖化とアルコール発酵を同時に行う並行複発酵で醸造する清酒は世界的にも珍しい醸造方式である. 発酵でつくったアルコールを蒸留により濃度を高めたものを**蒸留酒**という. 醸造酒, 蒸留酒, 醸造用アルコールに有機酸, 香料, 色素, 甘味料などを混合し調製したものを**混成酒**という.

　アルコール類の商品への表示は, 2015（平成 24）年 4 月施行の食品表示法に従うこととなった（2020 年から完全実施）. 酒類の場合,「保存の方法」,「消費期限又は賞味期限（期限表示）」,「栄養成分（たんぱく質, 脂質, 炭水化物, 食塩相当量）の量および熱量」,「原材料名, 原産国名, アレルゲンの表示」は省略できる. また, 普通にアルコール濃度というときは体積比の値であるが, 食品成分表は重量表記なので, 備考欄には重量％の値も記載されている. たとえば, 清酒・普通酒の場合, アルコール濃度は 15.4 %（15.4 容量％）であるが, アルコールの重量は 100 g あたり 12.3 g（12.3 重量％）である.

アルコールのエネルギー
食品成分表（八訂）では，アルコール（エタノール）のエネルギー換算係数は，7 kcal/g である．なお，アルコール飲料に表示されている容量濃度と成分表（八訂）に記載されている重量濃度の換算係数は食品成分表（八訂）備考欄に記載されている.

3.2　醸造酒類

（1）　清酒（日本酒）とその種類

　清酒は，精米歩合と製造方法によって，表 5.4 に示したように 6 種類

に分けられている．これに製造方法が特別な，特別純米酒，特別本醸造酒を加えた8種類が**特定名称酒**として国税庁の清酒の製法品質表示基準で定められている．特定名称酒以外で，一定量以下の糖類やアミノ酸を添加したものを**普通酒**という．

食品成分表も酒税法の分類と同じように，特定名称酒とそれ以外の普通酒に分けている．成分表に収載されている特定名称酒は，純米酒，本醸造酒，吟醸酒，純米吟醸酒である．

表5.4 おもな特定名称酒の分類

醸造用アルコール添加	精米歩合（％）		
	50％未満	60％未満	70％未満
あり	大吟醸	吟醸	本醸造
なし	純米大吟醸	純米吟醸	純米

色付きの特定名称酒が成分表に収載されている

精米歩合

玄米を搗精したときに得られる白米の割合を精米歩合という．精米歩合が60％というのは，原料玄米100 gに対し，白米重量が60 gになるまで米の外部を削ることである．米は内部に近いほどでん粉の割合が多いので，精米率を高くすることででん粉濃度を高めることになる．

（2） ビールと発泡酒

ビールは，アルコール含量が20％未満で，麦芽，ホップ，水，その他の許可された副原料を使って醸造した発泡性の飲料で，水とホップを除く原料中に麦芽を50％以上使ったものである．食品成分表には，「淡色」，「黒」，「スタウト」が収載されている．

淡色ビールには多くの種類があるが，日本を含む世界でもっとも多く消費されているタイプのビールは**下面発酵酵母**を使う**ラガータイプ**の淡色ビール（ピルスナー）である．淡色ビールの黄金色は麦芽を80〜85℃前後で焙煎する際のアミノ・カルボニル反応によって，おもに発生する．100〜200℃というカラメル化反応も起こる温度で焙煎した麦芽を使用して製造したビールが，黒ビールである．黒ビールには別に焙煎したカラメル麦芽を色素として使用することもある．黒ビールと同様に濃色麦芽を使い，色と香味が強いものがスタウトビールである．

生ビールとは

黒，スタウトと同じように，生ビールも公正競争規約で定められている．生ビールはパストリゼーション（酵母を不活性化するための加熱処理）をしていないビールのことである．

上面発酵酵母

上面発酵酵母を使ったビールが**エールビール**である．

発泡酒は，麦芽や麦を使ったビールに近い飲料であるが，酒税法では，① 麦芽の使用率が50％未満，② ビールの製造に認められない原料を使用，③ 麦芽を使用せず原料として麦を使用したもの，とされている．オレンジピールやコリアンダーなどの風味原料を使ったベルギービールは，風味原料が麦芽の5％までであればビールとして扱われる．

（3） ぶどう酒（ワイン）

ワインは，赤ワイン，白ワイン，ロゼワインが食品成分表に収載されている．

赤ワインは，赤系のぶどうの果皮や種子も一緒に搾汁した果汁をアルコール発酵したものである．白ワインは白系のぶどうから果皮や種子を除去した果汁を発酵したものである．国によって法律が異なるため多少の例

ビール・ビール系飲料と発泡性酒類

ビールに似せるためのホップや苦味料を加えたビール系飲料（新ジャンル飲料）は，スピリッツ類やリキュール類に分類されていたためビールに比べ酒税が安かった．しかし，2023年の酒税法改正で，従来の麦芽50％未満の発泡酒だけではなく，麦芽ではなく麦を原料の一部として使用したアルコール飲料を含めて発泡酒に分類され，新ジャンル飲料は事実上存在しなくなった．
2026年にはビール，発泡酒の酒税が同じになることが予定されている．なお，食品成分表（八訂）で「缶チューハイ・レモン風味（16059）」として収載されているようなホップや苦味料を加えていないものはビールや新しい発泡酒には含まれず，酒税も異なる．

外はあるが，ロゼワインは一般的には，赤ワインと同じ果汁を用い，発酵の途中で果皮や種子を取り除き，ピンク色の製品としたものである．ワインは酒税法上は果実酒に入る．

3.3 蒸留酒類

しょうちゅうは，① 連続式蒸留装置を使用して蒸留するため，原料の風味が比較的少ない**連続式蒸留しょうちゅう**（平成18年以前のしょうちゅう甲類）としてアルコール含量35％（容量）のもの，② 単式蒸留装置で蒸留しているため，原料の風味が比較的強い**単式蒸留しょうちゅう**（旧名はしょうちゅう乙類）としてアルコール含量25％（容量），が収載されている．

ウイスキーは，麦芽を用いたモルトウイスキー，穀類を用いたグレーンウイスキー，これらを混合したブレンデッドウイスキーが，おもなものである．

ブランデーはぶどうなどの果実が原料の蒸留酒である．

マオタイ酒は，中国の穀物蒸留酒の白酒（ばいちゅう）〔食品成分表（八訂）に混成酒類として収載されている白酒とは異なる〕の一種である．イネ科のモロコシ（コーリャン，ソルガムともよぶ）を原料とし，糖化とアルコール発酵後に蒸留した香りの強い酒である．

3.4 混成酒類

合成酒は，清酒（日本酒）の代替品として第二次世界大戦前に開発されたもので，醸造用アルコールに糖類，アミノ酸，有機酸を添加して清酒のような味に仕立てたものである．最近は，飲用だけでなく，料理酒として販売されているものもある．

みりん（味醂）は，もち米，米麹，醸造用アルコールをおもな原料として製造する．本味醂にはアルコールだけではなく，糖分とアミノ酸が含まれるため，最近では調理に使用されることが多い．**本直し**は，本味醂としょうちゅうを同じ程度の割合で混ぜたもので，おもには飲用である．調味料および香辛料類に収載されている「みりん風調味料」はアルコール含量が1％未満で，食品の扱いである．

3.5 茶類

ツバキ科の常緑樹の木の葉や一部は茎を加工してつくる飲料である．茶の加工工程で起こる基本的な反応はポリフェノールオキシダーゼによる茶葉中ポリフェノールの酸化反応である．微生物は関与しないこの工程を，茶の世界では**発酵**とよぶ．発酵をしないものが緑茶（ポリフェノールの酸化が進まないため緑），ウーロン茶は半発酵茶，紅茶は発酵茶である．プーアル茶や碁石茶（ごいしちゃ）のように，カビや乳酸菌などの微生物による発酵工程を経

ロゼワイン
赤ワインと白ワインを混ぜたものではない（一部例外を除く）．

国家試験ワンポイントアドバイス

みりん：米，米麹，アルコールを原料とする酒類調味料．酒税がかかる．
みりん風調味料：ぶどう糖，水あめ，アミノ酸などを加えてみりんに近い味に仕上げた調味料で，「調味料及び香辛料類」に収載されている．p.130 も参照．

た茶類もある．

食品成分表（八訂）では，カフェイン，テオブロミン，タンニン，ポリフェノール含量が備考欄に記載されている．

（1）緑茶類

加熱によりポリフェノールオキシダーゼを失活させ緑色を保つ不発酵茶である．蒸気を使う**蒸し製法**と釜で茶葉を乾煎りする**釜炒り製法**がある．日本の緑茶のほとんどが蒸し製法で作られ，中国緑茶は釜炒り製法が多い．

緑茶の苦味成分は**カフェイン**，**テオブロミン**である．また，玉露の甘味とうま味成分は**テアニン**である．

（2）発酵茶類

食品成分表では，紅茶とウーロン茶が収載されている．**ウーロン茶**は茶葉の状態である程度酸化反応を進めてから加熱してポリフェノールオキシダーゼを失活させる（半発酵）ため，独特の風味がある．**紅茶**は，酸化反応を完全に行った（発酵）もので，色調は，おもに**テアフラビン**，**テアルビジン**という二つの物質によるものである．食品成分表（八訂）では，ウーロン茶を半発酵茶，紅茶を発酵茶としている．

3.6　コーヒー・ココア類

コーヒーは，アカネ科のアラビカコーヒーの種子を焙煎したものから温水で抽出した飲料である．同じアカネ科のロブスタコーヒーからとれるコーヒー豆は，安価で生産量が安定しているが風味が劣るため，アラビカ種の増量に使われることがある．

カカオの種の胚乳部分からココアバター（カカオバター）を抽出した残渣（ざんさ）であるカカオマスを粉末化したものが，食品成分表（八訂）のココアである．食品成分表に収載されているピュアココアは，粉乳や砂糖を加えておらず，脂質含量が21.6％と高く，テオブロミンが1.7％，ポリフェノール含量が4.1％である．ココア中のポリフェノールはおもにフラボノイドである．

3.7　その他

食品成分表（八訂）では，青汁・ケール，甘酒，昆布茶，スポーツドリンク，炭酸飲料として果実色飲料，コーラ，サイダー，アルコールを含まないビールテイスト飲料（ノンアルコールビール），アイヌ民族が飲料としているナギナタコウジュ（薙刀香薷）も収載されている．

4　調味料及び香辛料類

食品成分表（七訂）において大幅に収載数が増えた食品群の一つで，新た

ペットボトル入り緑茶のビタミンC

緑茶にはビタミンC（アスコルビン酸）が含まれている．ペットボトル入りの茶をつくる工程で損失する量のビタミンCを添加する場合は，栄養強化目的なので食品添加物表示の必要はない．しかし，ペットボトルで緑茶が酸化して緑色があせるのを防ぐために添加するビタミンCは酸化防止の目的なので，食品添加物としての表示が必要である．

に39種類の食品が追加された.

4.1 調味料

（1） ウスターソース類
食品成分表(八訂)では品質表示基準に基づき粘度が異なるウスターソース，中濃ソース，濃厚ソースに加え，主にお好み焼き用に使用される粘度が中濃と濃厚の中間程度のお好み焼きソースが収載されている.

（2） 辛味調味料類
食品成分表(八訂)では唐辛子を含むトウバンジャン(豆板醤)，チリペッパーソース，ラー油が収載されている.

（3） しょうゆ類
しょうゆはみそと並ぶ日本の伝統的な発酵食品である.

JAS規格に基づき，濃口しょうゆ，薄口しょうゆ，溜りしょうゆ，再仕込みしょうゆ，白しょうゆが収載されている．濃口しょうゆと薄口しょうゆのおもな原料は，小麦，大豆，溜りしょうゆは大豆，白しょうゆは小麦がおもな原料である．

伝統的な製造法では，これらの原料に食塩を加え雑菌の増殖を抑制しながら，**ニホン麹カビ**のもつ酵素の作用でたんぱく質，脂質，糖質を分解してアミノ酸，ペプチド，糖類，有機酸などの風味物質を発酵によりつくる．しょうゆの色調は製造過程でアミノカルボニル反応によって生成する．しょうゆの製造法として，伝統的な製法である本醸造方式のほか，混合醸造方式，混合方式が品質表示基準で規定されている.

（4） 食塩類
食品成分表(八訂)では，塩化ナトリウム含量が99.5％以上のものを精製塩，99％以上のものを食塩，95％以上を並塩として収載している．減塩目的に使用される塩化ナトリウム含量が50％未満の減塩タイプ食塩として調味料を含むタイプと調味料を含まない(調味料不使用)タイプが新たに収載された．

（5） 食酢類
食酢は酢酸菌によりエタノールを酢酸に変換した発酵食品である．食品成分表(八訂)では，穀物を原料とした穀物酢，穀物酢のうち一定量以上の米を原料としたものを特に米酢，精米していない米やその他の穀物を原料とし発酵や熟成で褐色から黒褐色に着色したものを黒酢として収載している．さらに,果実を原料とした果実酢としてぶどうを原料としたぶどう酢，りんごを原料としたりんご酢，ぶどう酢を樽熟成したバルサミコ酢が収載されている．

（6） だし類
食品成分表(八訂)では，あごだし，かつおだし，昆布だし，かつお・昆

薄口しょうゆ，丸大豆しょうゆ
薄口しょうゆは，アミノカルボニル反応による褐変を抑制するために食塩濃度が濃口しょうゆより高い．
丸大豆しょうゆは，原料として脱脂大豆を使わず，大豆をそのまま使用して製造するしょうゆであり，「丸大豆」という品種の大豆があるわけではない．

食酢をつくる微生物
酢酸菌は，アルコール(エタノール)を酢酸に変換する微生物である．原料から，アルコールがつくられるまでの工程は，醸造酒と同じ微生物が関与する．

布だし，しいたけだし，煮干しだし，鶏がらだし，中華だし，洋風だしとして天然物から抽出しただしが収載されている．また，天然物からだしの成分を抽出したものに食塩，うま味調味料などを加えて乾燥した固形ブイヨン，顆粒おでん用，顆粒中華だし，顆粒和風だしが収載されている．なべつゆ，めんつゆ，ラーメンスープとして原液を希釈したりそのまま使用したりするタイプのだしも収載されている．

（7）調味ソース類

複数の調味料を組み合わせた複合調味料が収載されている．エビチリの素，ごまだれ，すし酢，中華風合わせ酢，デミグラスソース，冷やし中華のたれ，ホワイトソース，マーボー豆腐の素，焼き鳥のたれ，焼きそば粉末ソースなど調理時間を短縮できるものが食品成分表（八訂）では収載されている．

（8）トマト加工品類

トマトピューレー，トマトペースト，トマトケチャップ，トマトソース，チリソースが食品成分表（八訂）には収載されている．トマトピューレーとトマトペーストは，食品成分表（八訂）では食塩無添加品が収載されている．

（9）ドレッシング類

主にサラダに使用するドレッシングは品質表示基準では食用油脂と酸味料（食酢または果汁）に調味料を加えたものと定義されている．低エネルギードレッシングのドレッシングが開発され，油脂含量の少ないドレッシングタイプ調味料が広く出回っている．形状から半固形状ドレッシング，分離液状ドレッシング，乳化液状ドレッシングに分類して収載されている．

（10）みそ類

日本麹カビを使った日本の代表的な発酵食品である．大豆と食塩を主原料とし，米で麹をつくったものを米みそ，麦麹を使ったものが麦みそ，大豆で麹をつくった豆麹を使用したものが豆みそである．

（11）ルウ類

カレールウとハヤシルウが収載されている．

(12)その他

お茶漬けの素，キムチの素，酒かす，即席すまし汁，ふりかけ・たまご，みりん風調味料，料理酒が収載されている．みりん風調味料はアルコール濃度を1％未満にした調味料で，料理酒は食塩や酢を添加したもので，酒税法上種類に分類されない．し好飲料類の混成酒類に収載されている本みりん（食品番号16025）は酒税法上の扱いは酒類である．

4.2 香辛料

食品成分表（八訂）では，調理に使用するおもな香辛料18種類28品目が収載されている．

マヨネーズタイプ調味料
食品成分表（八訂）に収載されているマヨネーズタイプ調味料，低カロリータイプは，ハーフなどとして市販されている食用植物油脂含量が10％以上50％未満のもので品質表示基準ではサラダクリーミードレッシングに分類されている．また，ノンオイルドレッシングは食品成分表（八訂）では和風ノンオイルドレッシングが相当する．ドレッシング類の場合，食品表示法における強調表示の一つである脂質を「含まない旨の表示」は100g当たり0.5g未満ではなく3g未満に設定されている．

インスタントみそ汁
みそに，だしのもとになる風味原料や糖類をあらかじめ添加して簡便にみそ汁をつくれるようにした商品も，みその名称をつけて販売することができる．

4.3 その他

食品成分表(八訂)では、調味料及び香辛料類のその他として、パン用酵母とベーキングパウダーが収載されている。食品成分表(七訂)で収載されていた天ぷら用バッターは、穀類に収載個所が変更になっている。

5 調理済み流通食品類

第二次世界大戦前までは家庭内における食の担い手であった女性が、家庭外で仕事を持つようになり食の外部化が急速に進んだことはすでに述べた。食品会社が製造するレトルト食品、冷凍食品、スーパーやそう菜店で提供される調理済み食品が中食と形態で消費されている。また、レストランチェーン、病院、学校など大量に食事を提供する多くの施設において、衛生管理の徹底と強化、味を含む品質の標準化、コストメリットの点からセントラルキッチンシステムが採用されている。

5.1 そう菜

食品成分表(七訂)では「調理加工食品類」に工業的に製造され全国規模で流通するカレーのようなレトルトパウチ食品が収載されていた。食品成分表(八訂)では、これらの食品(カレー類、シチュー類)ではレトルトパウチ食品に加え、セントラルキッチンシステムで供給されることが想定される調理済み食品の平均的なレシピに基づき成分値を収載した。また、レトルトパウチとして提供されていないがセントラルキッチンシステムで供給されているそう菜を新たに収載した。これらの食品は、食品成分表2015(七訂)付録2(2.3 そう菜の栄養成分計算の手順)に示した方法で計算した栄養成分を収載した。フライ類は冷凍、スープ類の粉末は従来通り収載されている。本書では付録2に計算法の概略を示してある。

食品成分表(八訂)では、そう菜を、和風料理、洋風料理、中国料理、韓国料理に分類し50食品が収載されている(表5.5)。大部分の食品は調理済みで主菜または副菜としてそのまま利用されるものであるが、フライ用冷凍食品類や粉末スープのように最終調理が必要なものも一部含まれている。なお、スーパーマーケットなどの小売店で冷凍の状態で販売されている食品には加熱調理を前提とした、そう菜半製品も含まれているので注意が必要である。調理済みである冷凍食品には加熱殺菌とその後の衛生的な取り扱いの衛生指標である大腸菌群陰性という規格があり、解凍してそのまま食べることができる。

5.2 レトルトパウチ食品

レトルトパウチ食品として収載されている食品については、缶詰の形態

そう菜半製品
そう菜に仕上げる加熱前の状態の加工品。生に近いため、冷蔵や冷凍の状態で販売されている。大腸菌群陰性である冷凍食品の規格とは異なる品質なので、75℃で1分間以上、製品の中心部までの十分な加熱が必要である。

セントラルキッチンシステム
食品成分表(八訂)ではセントラルキッチンシステム(大規模調理施設)を有する配食(産業給食)事業者からのレシピ提供を受けそう菜類の栄養成分評価を行っている。セントラルキッチンと呼ばれる別施設で調理した食品を提供する生産管理システムについては給食経営管理論 3.2 給食のオペレーションシステム(99〜102ページ)を参照。

調理冷凍食品品質表示基準、レトルトパウチ食品品質表示基準
2011年(平成23)9月30日消費者庁告示第10号。

第5章　油脂類，菓子類，し好飲料類，調味料及び香辛料類，調理済み流通食品類

レトルトパウチ食品の殺菌

食品衛生法上は，レトルトパウチ食品は容器包装詰加圧加熱殺菌食品に分類されている．常温で保存するレトルトパウチ食品において食中毒が起こる可能性がもっとも高いのは，酸素のない（嫌気）状態で**ボツリヌス菌**が増殖し，神経毒であるボツリヌス毒を食品中でつくることである．そのため図5.4に示すように，水分活性（Aw）とpHの二つの条件によって，殺菌条件を変えている．pH4.6以上で水分活性が0.94以上というボツリヌス菌が増殖しやすい条件では，加圧しないと到達しない120℃に食品の中心の温度が到達してから4分間殺菌することが必要である．

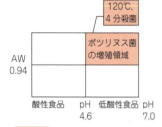

図5.4 容器包装詰加圧加熱殺菌食品の加熱条件とボツリヌス菌胞子（芽胞）の増殖

白い領域の容器包装詰食品の加熱は120℃，4分相当の加熱でなくても可．

表5.5 調理済み流通食品類に収載されている分類と食品数

カテゴリー	分類	食品数
和風料理	和え物類	3
	汁物類	1
	酢の物類	1
	煮物類	9
	その他	2
洋風料理	カレー類	3
	コロッケ類	3
	シチュー類	2
	素揚げ類	1
	スープ類	3
	ハンバーグステーキ類	3
	フライ類	4
	フライ用冷凍食品	6
	その他	2
中国料理	点心類	3
	菜類	3
韓国料理	和え物類	1

表5.6 調理加工食品で他の食品群に収載されている食品

食品	食品群
めし／赤飯／もち／かゆ／カップめん／きりたんぽ	穀類
焼きいも／蒸しいも	いも類
ぶどう豆／ふき豆	豆類
野菜の缶詰／つけもの類／お浸し	野菜類
果実の缶詰／ジャム	果実類
魚の白焼き／魚介の缶詰	魚介類
焼き豚／ハム	肉類
たまご焼き／たまご豆腐	卵類
菓子パン類	菓子類

で販売されている食品も含まれている．レトルトパウチは，プラスチックフィルムを何層か組み合わせ（**ラミネート**），必要であれば金属の層を加えて，気密性および遮光性を確保した容器である．食品を，この容器に充填し，100℃以上の温度で加圧加熱殺菌している．最近のレトルトパウチ食品に使用する包装材では，電子レンジ加熱を可能とするために，ラミネートフィルムに金属箔を使わないものもある．

5.3 調理加工食品で他の食品群に収載されている食品

調理加工食品は，多種多様であるため，表5.6に示すような食品は，それぞれの食品群に個別に収載されている．

調理加工食品として収載されている冷凍食品は，調理時に油で揚げるための「フライ用，冷凍」と，あらかじめ油で揚げてあり電子レンジやトースターで加熱してから食べる「フライ済み，冷凍」という2種類がある．

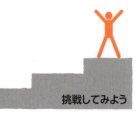

挑戦してみよう

復習問題を解いてみよう
https://www.kagakudojin.co.jp

第 6 章

食品成分表2020（八訂）に記載された調理条件，注意を要する食品

この章で学ぶポイント

★最新の食品成分表に記載された，食品の調理条件について理解しておこう．

★最新の食品成分表の収載箇所での注意事項について学んでおこう．

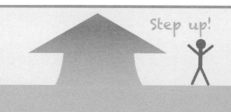

◆ちょっと学ぶ前に復習しておこう◆

食品成分表の加熱調理
水煮，ゆで，炊き，蒸し，電子レンジ調理，焼き，油いため，ソテー，素揚げ，天ぷら，フライ，グラッセなど．

可食部
食品の食べられる部分．可食部100gあたりの成分値が食品成分表に収載されている．

廃棄率
通常廃棄される食品部分の，食品全体あるいは購入形態に対する重量の割合（％）．

そう菜
食品成分表18群の「調理済み流通食品類」には，「そう菜」が収載されている．

133

第6章 食品成分表2020(八訂)に記載された調理条件，注意を要する食品

1 食品成分表(八訂)に記載された食品の調理条件

(1)食品の調理条件

　食品の調理条件は，一般家庭用調理(小規模調理)を想定して定められている．**加熱調理**は，水煮，ゆで，炊き，蒸し，電子レンジ調理，焼き，油いため，ソテー，素揚げ，天ぷら，フライ及びグラッセ等を収載している．**非加熱調理**は，水さらし，水戻し，塩漬及びぬかみそ漬等を収載している．通常，食品の調理は調味料を添加して行うものであるが，使用する調味料の種類や量を確定できないため，マカロニ・スパゲッティのゆで，にんじんのグラッセ，塩漬及びぬかみそ漬を除き調味料の添加は行われていない．

　ゆでは，調理の下ごしらえとして行い，ゆで汁は廃棄している．和食の料理では伝統的に，それぞれの野菜に応じゆでた後の処理を行っている．その処理も含めて食品成分表ではゆでとしている．各野菜のゆで及び各調理の調理過程の詳細は，食品成分表2020 第1章説明に《調理方法の概要および重量変化率表》としてまとめられている．

(2)調理に関する計算式
① 重量変化率

　調理中は，水さらしや加熱により食品中の成分が溶出あるいは変化し，一方で調理に用いる水や油の吸着により食品の質量が増減する．重量変化率は次式により算出できる．

$$重量変化率(\%) = \frac{調理後の同一試料の質量}{調理前の試料の質量} \times 100$$

② 調理による成分変化率と調理した食品の可食部100gあたりの成分値

　調理した食品の成分値は，調理前の食品の成分値との整合性を考慮し，原則として次式により調理による成分変化率を求める．

$$調理による成分変化率(\%) = \frac{調理した食品の可食部100gあたりの成分値 \times 重量変化率(\%)}{調理前の食品の可食部100gあたりの成分値}$$

　この調理による成分変化率から調理した食品の成分値を次式により算出できる．

調理した食品の可食部 100 g あたりの成分値
＝調理前の食品の可食部 100 g あたりの成分値 × 調理による成分変化率
 (％) ÷ 重量変化率 (％)

③ **調理した食品全質量に対する成分量**

調理した食品全質量に対する成分量は次式により算出できる．

$$\text{調理した食品全質量に対する成分量(g)} = \text{調理した食品の成分値(g/100gEP)} \times \left[\frac{\text{調理前の可食部重量(g)}}{100(g)}\right] \times \left[\frac{\text{重量変化率(\%)}}{100}\right]$$

EP：可食部 (edible portion)

④ **購入量**

廃棄部位を含めた原材料質量 (購入量) は次式により算出できる．

$$\text{廃棄部位を含めた原材料質量(g)} = \frac{[\text{調理前の可食部質量(g)} \times 100]}{[100 - \text{廃棄率(\%)}]}$$

2 食品成分表 (八訂) の収載箇所での注意事項

2022 (令和 2) 年 12 月に公表された食品成分表 (八訂) は，本編 (第 1 章 説明，第 2 章 日本食品標準成分表，第 3 章 資料) と 3 冊の別冊 (アミノ酸成分表 2020，脂肪酸成分表 2020，炭水化物成分表 2020) により構成されている．とくに注意が必要な事項について取り上げる．

2.1 「第 2 章 日本食品標準成分表」について

収載食品は，食品成分表 2015 の 2191 食品から 2478 食品に増加している．その内訳は，新しい流通食品や加熱調理による成分変化等を反映した食品の追加などによる．食品成分表 (八訂) では，食品成分表 2015 の公表以降，毎年追補およびデータ更新で追加された食品がすべて反映されている．

また，18 群の「調理済み流通食品類」への変更および成分項目の記載順序の変更と整理がおこなわれている〔第 2 章 4「食品成分表 (八訂) での主な変更点」参照〕．

2.2 「第 3 章 資料」について

食品成分表 (八訂) では，食品成分表 2015 以降の主要な一般成分に対する組成に基づく成分値の充実を踏まえ，これまで食品ごとに修正 Atwater

---

国家試験ワンポイントアドバイス

ひじきでは，ステンレス釜製と鉄釜製の 2 種類が収載されている．

第 6 章 食品成分表 2020（八訂）に記載された調理条件，注意を要する食品

係数等のエネルギー換算係数を乗じて算出していたエネルギーについて，FAO/INFOODS が推奨する方法である組成成分を用いる計算方法を導入し，エネルギー値の科学的推計の改善を図っている．この改訂の結果，食品成分表（八訂）と食品成分表 2015 のエネルギーは同一食品であっても異なる数値となる．そのため，食品成分表（八訂）収載食品を対象として，（八訂）版の方法と 2015 年版の方法の双方で算出したエネルギー値の比較表《食品成分表（八訂）版と 2015 年版の計算方法によるエネルギー値の比較及び 2015 年版で適用したエネルギー換算係数》が作成されている．

また，食品成分表（八訂）では社会的ニーズを背景に調理後の食品に対する栄養推計の充実が図られ，調理前の食品（調理前食品）に含まれているエネルギー及び栄養素が，調理後食品にどれだけ残存もしくは増加しているかを，調理前食品の含有量に対する割合（％）で示した《調理による成分変化率区分別一覧》が作成されている．

食品成分表 2015 で掲載されていた栄養成分値一覧《そう菜》は，内容の充実が図られるとともに，「第 2 章日本食品成分表」の 18 群「調理済み流通食品類」に移動された．

2.3 「別冊（アミノ酸成分表 2020，脂肪酸成分表 2020，炭水化物成分表 2020）」について

（1）アミノ酸成分表 2020

たんぱく質はアミノ酸の重合体であり，体組織や酵素，ホルモン等の材料となるほか，栄養素及びエネルギー源としても不可欠な物質である．たんぱく質の栄養価は主に構成アミノ酸の種類と量（組成）によって決まるため，その摂取にあたっては，アミノ酸の総摂取量（たんぱく質摂取量）のほか，不可欠アミノ酸推定平均必要量を摂取することやアミノ酸組成のバランスが重要となる．

アミノ酸成分表 2020 では，食品成分表（八訂）の収載食品のうち 1953 食品を対象として，可食部 100 g あたりのアミノ酸成分値（第 1 表），基準窒素 1 g あたりの成分値（第 2 表），第 1 表と同じデータに基づき計算されたアミノ酸組成によるたんぱく質 1 g あたりの成分値（第 3 表），（基準窒素による）たんぱく質 1 g あたりの成分値（第 4 表）を掲載している．

収載食品数は，アミノ酸成分表 2015 の 1558 食品から，毎年追補等が行われ（2016 年追補 1586 食品，2017 年追補 1627 食品，2018 年追補 1678 食品，2019 年データ更新 1713 食品），アミノ酸成分表 2020 では 1953 食品となっている．

（2）脂肪酸成分表 2020

脂肪酸は脂質の主要な構成成分であり，食品のエネルギーとなるほか，

その種類によりさまざまな生理作用を有する重要な栄養成分である．食品中の各脂肪酸の含有量及びエネルギー計算の基礎となる脂肪酸のトリアシルグリセロール当量を示す脂肪酸成分表2020は食品成分表（八訂）におけるエネルギー計算の基礎となるとともに，これらの供給と摂取に関する現状と今後のあり方を検討するための資料を提供している．

本成分表では，可食部100gあたりの成分値（第1表），脂肪酸総量100gあたりの脂肪酸成分値（第2表），脂質1gあたりの成分値（第3表）を掲載している．収載食品数は，脂肪酸成分表2015から139食品増加し1921食品となっている．

（3）炭水化物成分表2020

炭水化物成分表は，わが国において常用される重要な食品について，炭水化物のうち，「ヒトの酵素により消化され吸収され代謝される利用可能炭水化物と糖アルコール」，及び「ヒトの酵素で消化はされないが腸内細菌による代謝産物が吸収され代謝される食物繊維並びに有機酸」の標準的な

Column

炭水化物成分表に収載されている，おもな糖質

① 分子式（$C_6H_{12}O_6$，分子量 180.16）で表される糖質

　　ぶどう糖（グルコース）　　果糖（フルクトース）　　ガラクトース

② 分子式（$C_{12}H_{22}O_{11}$，分子量 342.30）で表される糖質

　　しょ糖（スクロース）　　麦芽糖（マルトース）　　乳糖（ラクトース）

　　トレハロース　　　　　　イソマルトース

マルトース：でん粉の主鎖である．α1→4 結合．

イソマルトース：でん粉（アミロペクチン）の主鎖である．α1→6 結合．

成分値を収載している．

炭水化物成分表 2020 では，本表に，でん粉，単糖類，二糖類及び糖アルコールが収載されている．別表 1 に可食部 100 g あたりの従来法（プロスキー変法及びプロスキー法）による食物繊維（「水溶性食物繊維」「不溶性食物繊維」「食物繊維総量」）と AOAC. 2011. 25 法による食物繊維（「低分子量水溶性食物繊維」「高分子量水溶性食物繊維」「不溶性食物繊維」「難消化性でんぷん」「食物繊維総量」）を，別表 2 には可食部 100 g あたりの 22 種類の有機酸を収載している．

収載食品数は，炭水化物成分表 2015 の 854 食品から，毎年追補等が行われ（2016 年追補 878 食品，2017 年追補 945 食品，2018 年追補 977 食品，2019 年データ更新 1043 食品），炭水化物成分表 2020 では 1075 食品となっている．

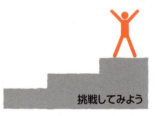

復習問題を解いてみよう
https://www.kagakudojin.co.jp

第 7 章

食品表示法

この章で学ぶポイント

★新しく制定された食品表示法の目的と従来の表示法との違いを理解しよう.
★機能性表示食品について学ぼう.
★期限表示を設定する方法について理解しておこう.
★品質表示について学ぼう.

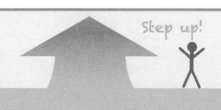

◆ちょっと 学ぶ前に復習しておこう◆

── 食品の区分 ──
食品表示では,食品には生鮮食品,加工食品,添加物の3種類があり,表示ルールが異なる.

── 期限表示 ──
賞味期限と消費期限がある.加工食品全般に表示が義務付けられている.

── 保健機能食品 ──
保健機能食品の種類と「いわゆる健康食品」を含む一般食品,医薬品との違いについて把握しておこう.

── アレルギー表示 ──
アレルギー表示に関わる食品群には,義務品目(特定原材料7品目)と推奨品目(特定原材料に準じる20品目)がある.

第7章 食品表示法

1 食品表示法の概要

1.1 食品表示法設立の目的

2015年（平成27）4月から，食品衛生法，JAS法および健康増進法の食品の表示に関する規定を統合した**食品表示法**が施行された．食品の安全性と一般消費者が自ら合理的に食品を選択して購入できる機会を確保するために，食品の表示に関する包括的かつ一元的な制度を創設することを目的としている．また食品表示基準は，食品および事業者の分類に従って整えられ，一般消費者にとってわかりやすいようにされた．食品表示は品質表示と栄養成分表示からなる．この章では品質表示を中心に記載する．

大きく変更された点は，ⅰ）**栄養成分表示の義務化**，ⅱ）アレルギー表示の改善，ⅲ）「**機能性表示食品**」の新設である（図7.1）．ただし，食品表示基準の施行後から新基準に基づく表示へ移行するための経過措置期間は，加工食品および添加物のすべての表示について5年，生鮮食品の表示については，1年6か月となっている（表7.1）．

すなわち，消費者が商品を選択する際に，必要な情報を得ることが重要である．食品を安全に正しく摂取し，使用するために，食品表示が重要な役割を果たしている．栄養士・管理栄養士は，食品の情報を的確に消費者

栄養士・管理栄養士にとっての食品表示

現代の日本で問題とされている生活習慣病やメタボリックシンドロームは，栄養摂取や食生活が原因と考えられる．栄養成分などの食品表示について理解し健康づくりに役立てることや，栄養バランスのとれた食生活について提案できるようにしておこう．

栄養成分表示

加工食品と添加物には栄養成分表示が義務化された（生鮮食品は任意表示）．

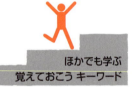

栄養成分表示
➡食べ物と健康（食品学総論）

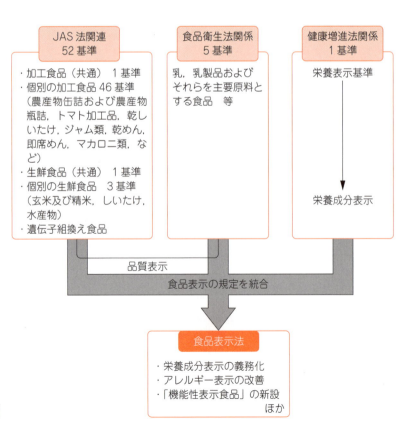

図7.1 食品表示法の変更点

2 生鮮食品と加工食品の品質表示基準

表7.1 食品表示の経過措置期間

食品の区分	食品表示法施行前の旧基準による表示が認められる期間
加工食品(一般用・業務用)	2020年3月31日までに…
添加物(一般用・業務用)	・一般用：製造(又は加工・輸入)されるもの ・業務用：販売されるもの
生鮮食品(一般用)	2016年(平成28)9月30日までに販売されるもの ※業務用生鮮食品については，経過措置期間はなく，2015年(平成27)4月1日から新基準に基づく表示が必要となる

に伝えるためのアドバイザーになることが求められてくる．

1.2 機能性表示食品制度の創設，栄養機能食品の追加

機能性関与成分によって健康の維持および増進に資する特定の保健の目的(疾病リスクの低減に係るものを除く)が期待できる旨を科学的根拠に基づいて，企業の責任で食品の容器包装に表示をすることが可能になった．ただし，特別用途食品，栄養機能食品，アルコールを含有する飲料，ナトリウム・糖分等を過剰摂取させる食品は除く．

制度のおもな特徴をあげると，以下のようになる．

① 未成年者，妊産婦(妊娠を計画している人を含む)および授乳婦を除き，疾病に罹患していない人を対象にした食品．
② 生鮮食品を含め，すべての食品(一部除く)が対象．
③ 特定保健用食品とは異なり，国が安全性と機能性の審査を行っていない．

当該食品に関する表示の内容，食品関連事業者名および連絡先等の食品関連事業者に関する基本情報，安全性および機能性の根拠に関する情報，生産・製造および品質の管理に関する情報，健康被害の情報収集体制その他必要な事項を販売日の60日前までに消費者庁に届け出る．そのため，パッケージには事業者の連絡先として電話番号が表示され，商品による健康被害が発生した場合は連絡するよう記載されている．

栄養機能食品についてはn-3系脂肪酸，カリウム，ビタミンKが新規に収載された．カリウムの表示は「カリウムは，正常な血圧を保つのに必要な栄養素です」とされ，摂取をする上での注意事項として「腎機能が低下している方は本品の摂取を避けてください」の表示が必要となっている．

2 生鮮食品と加工食品の品質表示基準

ここでは，生鮮食品と加工食品の品質表示基準について述べる．生鮮食品の品質基準は農林水産省告示第514号(平成12年3月31日)で制定され，加工食品の品質基準は農林水産省告示第513号(平成12年3月31日)で制定された．両者ともその複数回の改定を経て現在に至っている．

原材料と添加物を明確に区分する方法
① 記号(／スラッシュ)で区分して表示する．
② 改行して表示する．
③ 二つの間にラインを引いて区別する．
④ 原材料名の下に添加物の事項名を設けて表示する．

国家試験ワンポイントアドバイス

機能性表示食品の機能性および安全性については，国による評価を受けたものではない．

加工食品
加工食品品質表示基準(平成12年3月31日農林水産省告示第513号)第2条に規定するものをいう．

2.1 生鮮食品の品質表示基準

生鮮食品は，加工食品以外の飲食料品として**表7.2**に示したものをいう．

生鮮食品（加工食品の原材料となる業務用生鮮食品を除く）の品質に関し販売業者（販売業者以外の包装等を行う者が表示する場合には，その者を含む）が表示すべき事項は，① 名称，② 原産地である．また，これらを容器に密封して販売する場合は，さらに，内容量，販売業者の氏名または名称および住所を表示する．ただし，生鮮食品を生産（採取および採捕を含む）して，一般消費者に直接販売する場合または生鮮食品を設備を設けて飲食させる場合はこの規定に準拠する必要はない（たとえば，観光地にて地元

表7.2 生鮮食品リスト

1） 農産物（きのこ類，山菜類およびたけのこを含む．）	
米穀（収穫後調整，選別，水洗い等を行ったもの，単に切断したものおよび精麦または雑穀を混合したものを含む）	玄米，精米
麦類（収穫後調整，選別，水洗い等を行ったものおよび単に切断したものを含む）	大麦，はだか麦，小麦，ライ麦，えん麦
雑穀（収穫後調整，選別，水洗い等を行ったものおよび単に切断したものを含む）	とうもろこし，あわ，ひえ，そば，きび，もろこし，はとむぎ，その他の雑穀
豆類（収穫後調整，選別，水洗い等を行ったものおよび単に切断したものを含み，未成熟のものを除く）	大豆，小豆，いんげん，えんどう，ささげ，そら豆，緑豆，落花生，その他の豆類
野菜（収穫後調整，選別，水洗い等を行ったもの，単に切断したものおよび単に冷凍したものを含む）	根菜類，葉茎菜類，果菜類，香辛野菜およびつまもの類，きのこ類，山菜類，果実的野菜，その他の野菜
果実（収穫後調整，選別，水洗い等を行ったもの，単に切断したものおよび単に冷凍したものを含む）	かんきつ類，仁果類，核果類，しょう果類，殻果類，熱帯性及び亜熱帯性果実，その他の果実
その他の農産食品（収穫後調整，選別，水洗い等を行ったもの，単に切断したもの及び単に冷凍したものを含む）	糖料作物，こんにゃくいも，未加工飲料作物，香辛料原材料，ほかに分類されない農産食品
2） 畜産物	
肉類（単に切断，薄切り等したもの並びに単に冷蔵および冷凍したものを含む）	牛肉，豚肉およびいのしし肉，馬肉，めん羊肉，やぎ肉，うさぎ肉，家きん肉，その他の肉類
乳	生乳，生やぎ乳，その他の乳
食用鳥卵（殻付きのものに限る）	鶏卵，アヒルの卵，うずらの卵，その他の食用鳥卵
その他の畜産食品（単に切断，薄切り等したもの並びに単に冷蔵および冷凍したものを含む）	
3） 水産物（ラウンド，セミドレス，ドレス，フィレー，切り身，刺身（盛り合わせたものを除く），むき身，単に冷凍および解凍したもの並びに生きたものを含む）	
魚類	淡水産魚類，さく河性さけ・ます類，にしん・いわし類，かつお・まぐろ・さば類，あじ・ぶり・しいら類，たら類，かれい・ひらめ類，すずき・たい・にべ類，その他の魚類
貝類	しじみ・たにし類，かき類，いたやがい類，あかがい・もがい類，はまぐり・あさり類，ばかがい類，あわび類，さざえ類，その他の貝類
水産動物類	いか類，たこ類，えび類，いせえび・うちわえび・ざりがに類，かに類，その他の甲かく類，うに・なまこ類，かめ類，その他の水産動物類
海産ほ乳動物類	鯨，いるか，その他の海産ほ乳動物類

の漁師が自ら魚を採捕して，そのまま調理して販売する場合などが想定される）．

(1) 名称

その内容を表す一般的な名称を記載すること．

(2) 原産地

以下のルールに従って，原産物を表示する義務がある．ただし，同じ種類の生鮮食品であって複数の原産地のものを混合した場合は，その生鮮食品の製品に占める重量の割合の多いものから順に記載し，異なる種類の生鮮食品であって複数の原産地のものを詰め合わせた場合はその生鮮食品それぞれの名称に併記する必要がある．

① 農産物および畜産物の場合

国産品にあっては都道府県名を，輸入品にあっては原産国名を記載すること．

② 水産物の場合

国産品にあっては生産した水域の名称または地域名（主たる養殖場が属する都道府県名をいう）を，輸入品にあっては原産国名を記載すること．

(3) その他の表示ルール

「農産物」「玄米および精米」「畜産物」「水産物」には，その種類や食品としての販売形態に応じた義務表示と任意表示が決められている．

国産の牛肉
牛トレーサビリティ法により，牛の個体識別番号が表示されている．

2.2 加工食品の品質表示基準

加工食品とは，製造または加工された飲食料品として表7.3に掲げるものをいう．業務用加工食品とは，加工食品のうち，一般消費者に販売される形態となっているもの以外のものをいう．

賞味期限とは，定められた方法により保存した場合において，期待されるすべての品質の保持が十分に可能であると認められる期限を示す年月日をいう．ただし，当該期限を超えた場合であっても，これらの品質が保持されていることがあるものとする．

消費期限とは，定められた方法により保存した場合において，腐敗，変敗その他の品質の劣化に伴い安全性を欠くこととなるおそれがないと認められる期限を示す年月日をいう．

製造または加工された飲食料品とは，表7.3に示したものをいう．表示義務違反をした場合は，製造業者など（表示義務者）が，食品衛生法およびJAS法に基づき，責任を問われることになる．

加工食品（一般消費者に販売される形態となっているもの以外の業務用加工食品を除く）の品質について，製造業者，加工包装業者，輸入業者または販売業者が加工食品の容器または包装に表示すべき事項を次にあげる．

表7.3 加工食品リスト

1	麦類	精麦
2	粉類	米粉，小麦粉，雑穀粉，豆粉，いも粉，調製穀粉，その他の粉類
3	でん粉	小麦でん粉，とうもろこしでん粉，甘しょでん粉，馬鈴しょでん粉，タピオカでん粉，サゴでん粉，その他のでん粉
4	野菜加工品	野菜缶・瓶詰，トマト加工品，きのこ類加工品，塩蔵野菜（漬物を除く．），野菜漬物，野菜冷凍食品，乾燥野菜，野菜つくだ煮，その他の野菜加工品
5	果実加工品	果実缶・瓶詰，ジャム・マーマレード及び果実バター，果実漬物，乾燥果実，果実冷凍食品，その他の果実加工品
6	茶，コーヒーおよびココアの調製品	茶，コーヒー製品，ココア製品
7	香辛料	ブラックペッパー，ホワイトペッパー，レッドペッパー，シナモン（桂皮），クローブ（丁子），ナツメグ（肉ずく），サフラン，ローレル（月桂葉），パプリカ，オールスパイス（百味こしょう），さんしょう，カレー粉，からし粉，わさび粉，しょうが，その他の香辛料
8	めん・パン類	めん類，パン類
9	穀類加工品	アルファー化穀類，米加工品，オートミール，パン粉，ふ，麦茶，その他の穀類加工品
10	菓子類	ビスケット類，焼き菓子，米菓，油菓子，和生菓子，洋生菓子，半生菓子，和干菓子，キャンデー類，チョコレート類，チューインガム，砂糖漬菓子，スナック菓子，冷菓，その他の菓子類
11	豆類の調製品	あん，煮豆，豆腐・油揚げ類，ゆば，凍り豆腐，納豆，きなこ，ピーナッツ製品，いり豆類，その他の豆類の調製品
12	砂糖類	砂糖，糖みつ，糖類
13	その他の農産加工品	こんにゃく，その他1から12に掲げるものに分類されない農産加工食品
14	食肉製品	加工食肉製品，鳥獣肉の缶・瓶詰，加工鳥獣肉冷凍食品，その他の食肉製品
15	酪農製品	牛乳，加工乳，乳飲料，練乳及び濃縮乳，粉乳，はっ酵乳及び乳酸菌飲料，バター，チーズ，アイスクリーム類，その他の酪農製品
16	加工卵製品	鶏卵の加工製品，その他の加工卵製品
17	その他の畜産加工品	はちみつ，その他14から16に分類されない畜産加工食品
18	加工魚介類	素干魚介類，塩干魚介類，煮干魚介類，塩蔵魚介類，缶詰魚介類，加工水産物冷凍食品，練り製品，その他の加工魚介類
19	加工海藻類	こんぶ，こんぶ加工品，干のり，のり加工品，干わかめ類，干ひじき，干あらめ，寒天，その他の加工海藻類
20	その他の水産加工食品	その他18および19に分類されない水産加工食品
21	調味料及びスープ	食塩，みそ，しょうゆ，ソース，食酢，うま味調味料，調味料関連製品，スープ，その他の調味料およびスープ
22	食用油脂	食用植物油脂，食用動物油脂，食用加工油脂
23	調理食品	調理冷凍食品，チルド食品，レトルトパウチ食品，弁当，そうざい，その他の調理食品
24	その他の加工食品	イーストおよびふくらし粉，植物性たん白および調味植物性たんぱく，麦芽および麦芽抽出物並びに麦芽シロップ，粉末ジュース，その他21から23に分類されない加工食品
25	飲料等	飲料水，清涼飲料，氷，その他の飲料

①名称，②原材料名，③内容量，④賞味期限，⑤保存方法，⑥製造業者などの氏名または名称および住所である（図7.2）．ただし，飲食料品を製造し，もしくは加工し，一般消費者に直接販売する場合または生鮮食

2 生鮮食品と加工食品の品質表示基準

```
名　　称  豆菓子
原材料名  落花生，米粉，でん粉，植物油，しょうゆ（大
　　　　　豆・小麦を含む），食塩，砂糖，香辛料
添 加 物  調味料（アミノ酸等），着色料（カラメル，ベ
　　　　　ニコウジ，カロテノイド）
内 容 量  100 g
賞味期限  2017.6.20
保存方法  直射日光を避け，常温で保存してください．
製 造 者  ○○○食品株式会社　+AK
　　　　　東京都港区×××-△△△
```

図 7.2 加工食品の表示例

http://www.caa.go.jp/foods/pdf/syoku_hyou_all.pdf を参考に作成．

品を設備を設けて飲食させる場合はこの規定に準拠する必要はない．

（1）名称
　その内容を表す一般的な名称を記載すること．

（2）原材料名
　食品添加物以外の原材料は，原材料に占める重量の割合の多いものから順に，そのもっとも一般的な名称をもって記載すること．食品添加物は，原材料に占める重量の割合の多いものから順に，食品衛生法第19条第1項の規定に基づく表示の基準に関する内閣府令（平成23年内閣府令第45号．以下「府令」という）第1条第2項第5号および第4項，第11条並びに第12条の規定に従い記載すること．具体的には，重量パーセントで含有量の多い順に記載していく．

　また，次の**表 7.4**の左欄にあげる区分に該当するものは，同表の右欄にあげる名称をもって記載することができる．

　一般に日常生活で使用している「名称」であるが，人によってどのように受け取るかが異なっては，規定ができないために，ルール上で誤解を招かないように「区分」として明確に定義されている．

（3）内容量
　内容重量，内容体積または内容数量を表示することとし，内容重量はグラムまたはキログラムの単位で，内容体積はミリリットルまたはリットルの単位で，内容数量は個数などの単位で，単位を明記して記載すること．

（4）賞味期限表示
　農林物資の規格化および品質表示の適正化に関する法律（JAS法）に基づく加工食品品質表示基準により，2001年（平成13）4月から加工食品全般に**期限表示**（**賞味期限**または**消費期限**）が義務付けられている．

　製造から賞味期限までの期間が3か月以内のものにあっては，次の例のいずれかにより記載すること．また，3か月を超える期間のものは，年月

期限表示
・期限表示は開封前の状態での期限である．
・期限表示は製造販売者が決める（国が決めるのではない）．

表7.4 原材料リスト

区分	名称
食用油脂	「植物油」,「植物脂」もしくは「植物油脂」,「動物油」,「動物脂」もしくは「動物油脂」または「加工油」,「加工脂」もしくは「加工油脂」
でん粉	「でん粉」
魚類及び魚肉(特定の種類の魚類の名称を表示していない場合に限る.)	「魚」又は「魚肉」
家きん肉(食肉製品を除き,特定の種類の家きんの名称を表示していない場合に限る.)	「鳥肉」
無水結晶ぶどう糖,含水結晶ぶどう糖および全糖ぶどう糖	「ぶどう糖」
ぶどう糖果糖液糖,果糖ぶどう糖液糖および高果糖液糖	「異性化液糖」
砂糖混合ぶどう糖果糖液糖,砂糖混合果糖ぶどう糖液糖および砂糖混合高果糖液糖	「砂糖混合異性化液糖」または「砂糖混合高果糖液糖・異性化液糖」
香辛料および香辛料エキス(既存添加物名簿(平成8年厚生省告示第120号)に掲げる食品添加物に該当するものを除く,原材料に占める重量の割合が2％以下のものに限る)	「香辛料」または「混合香辛料」
香辛野菜およびつまもの類並びにその加工品(原材料に占める重量の割合が2％以下のものに限る)	「香草」または「混合香草」
糖液をしん透させた果実(原材料に占める重量の割合が10％以下のものに限る)	「糖果」
弁当に含まれる副食物(外観からその原材料が明らかなものに限る)	「おかず」

日だけでなく,年月での表示が認められている.

（ア） 平成29年4月1日
（イ） 29.4.1
（ウ） 2017.4.1
（エ） 17.4.1

輸入食品等以外の食品などでは製造または加工を行う者が,輸入食品などでは輸入業者が責任をもって期限表示を設定し,表示することとなる.

（5） 保存方法

製品の特性に従って,「直射日光を避け,常温で保存すること」,「10℃以下で保存すること」などと記載すること.

（6） 製造業者等の氏名または名称および住所

製造業者等のうち表示内容に責任を有するものの氏名または名称および住所を記載すること.

容器に密封して販売する場合,計量法(平成4年法律第51号)の例に準拠して表示する.表示する内容は,容器または包装のみやすい箇所にしなければならず,表示に用いる文字は,日本工業規格Z8305(1962年制定)に規定する8ポイントの活字以上の大きさの統一のとれた活字を使用しなければならない.

年月表示による賞味期限

平成25年総務省人口推計によると国民1人1日あたりの食品ロス量は,おおよそ茶碗1杯分のご飯の量に相当している.そのため,賞味期限が3か月を超える食品については年月表示も可能である制度を利用し,消費者にわかりやすい期限表示となるよう製造メーカーで工夫し,日付順に納入される流通段階での食品ロスの発生を防ぐ取組みが始まっている.

3 食品の安全性と食品表示

遺伝子組換え食品や食品添加物などを始め，私たちの食卓を取り巻く環境は変化している．したがって，食品に関する安全性を正確に表示する必要が生じてきた．しかも，消費者が正確に理解できるように表示する必要がある．また，食環境の変化に伴い，食物アレルギーなど「食」による疾患も増えてきている．この点からも，正しい食品表示が必要になってきている．

食品の日付表示に関しては，1995 年（平成 7）4 月から製造年月日等の表示に代えて，消費期限または賞味期限（品質保持期限）の期限表示が行われた．2003 年（平成 15）7 月には，「食品衛生法」および「農林物資の規格化及び品質表示の適正化に関する法律」に基づく表示基準の改正により，「賞味期限」と「品質保持期限」の二つの用語が「賞味期限」に統一され，「賞味期限」および「消費期限」についても，それらの定義が統一された（図 7.3）．

消費期限とは，定められた方法により保存した場合において安全な期限を示す年月日のことで，開封前の状態で定められた方法により保存すれば食品衛生上の問題が生じないと認められるものである．このため，「消費期限」を過ぎた食品は食べないようにする．

賞味期限とは，定められた方法により保存した場合において，期待されるすべての品質の保持が十分に可能であると認められる期限を示す年月日のことである．ただし，当該期限を超えた場合であっても，これらの品質が保持されていることがある．このため，「賞味期限」を過ぎた食品であっても，必ずしもすぐに食べられなくなるわけではなく，それぞれの食品が食べられるかどうかについては，消費者が個別に判断する必要がある．

3.1 食品の特性に配慮した客観的な項目（指標）の設定

期限表示が必要な食品は，生鮮食品から加工食品までその対象が多岐にわたるため，個々の食品の特性に十分配慮した上で，当該製品に責任を負う製造業者などが科学的，合理的根拠をもって適正に設定すべきものである．

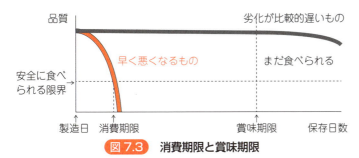

図 7.3 消費期限と賞味期限

農林水産省 HP：http://www.maff.go.jp/j/jas/hyoji/kigen.html

消費者庁食品表示企画
http://www.caa.go.jp/foods/
消費者庁のホームページを参照して，理解をより深めよう．

食品期限表示の設定のためのガイドライン
http://www.caa.go.jp/foods/pdf/syokuhin23.pdf
平成 17 年 2 月，厚生労働省，農林水産省．

消費期限
use-by date

賞味期限
best-before date

国家試験ワンポイントアドバイス
賞味期限が 3 か月を超える食品では，年月または年月日の表示が認められている．
たとえば，賞味期限では
平成 21 年 9 月 1 日 または平成 21 年 9 月
2017 年 9 月 1 日
または 2017 年 9 月
のように記載する．

http://www.caa.go.jp/foods/pdf/guideline_a.pdf を参照．

国家試験ワンポイントアドバイス
期限表示は国が決めるのではなく，製造・販売業者が決める．

客観的な項目（指標）とは，理化学試験，微生物試験などで数値化できる項目（指標）のことで，実施した試験から数値が得られ，誰が実施しても客観的な善し悪しの判断ができる数値のことである．また官能評価で，的確な手法で実施され数値化された場合は，客観的な項目（指標）にできるとされている．それぞれの試験方法については，後ほど詳しく述べる．

項目（指標）を設定する際に，考慮するべき事がらについて次にあげる．

① 規格基準：食品衛生法，衛生規範，JAS法などにおいて設定されている場合，期限内は規格を満たしている．

② 衛生上の危害：「微生物の繁殖」や「油脂の劣化」など，衛生上の危害を及ぼす恐れがある場合，期限内はその恐れがない．

③ 栄養表示：ビタミンなどの不安定な成分が含まれている場合，期限内には表示値を下回らない．

④ 官能評価：官能的（外観，におい，風味など）に変化しやすい場合，期限内に食する場合は危害がない．

3.2　食品の特性に応じた「安全係数」の設定

食品の特性に応じ，設定された期限に対して1未満の係数（**安全係数**）をかけて，客観的な項目（指標）において得られた期限よりも短い期間を設定することが基本である．

たとえば，ある製品の保存検査で得られた可食期間が10日間だった場合，これに安全係数の0.7～0.8をかけて7～8日と期限を設定する．つまり，表示された期限表示は科学的根拠をもとに，ゆとりをもって定められている．ただし，この期限表示は**未開封の状態**で，表示された保存方法により保存した場合に限られる．

「消費期限」を表記する食品については，品質が急速に劣化しやすいことを考慮し期限を設定すべきである．精肉の表示を例にあげて消費期限と賞味期限を考えると，加工日を0（ゼロ）日目とし日数に加えて表示する．冷蔵牛部分肉を原料としスライスした精肉の消費期限を決めるとき，冷蔵・牛部分肉をスライス，保存温度が10℃以下の場合，加工日が2月1日だとすると2月1日に3日を加え，消費期限2月4日と表示する．**表 7.5**の精肉をみると，温度が高いほど，消費期限は短くなる．このため，保存方法なども考慮して設定する必要がある．

3.3　特性が類似している食品に関する期限の設定

本来，個々の食品ごとに試験・検査を行い，科学的・合理的に期限を設定すべきであるが，商品アイテムが膨大であること，商品サイクルが早いといった食品を取り巻く現状を考慮すると，個々の商品アイテムごとに試験・検査をすることは現実的でないと考えられる．食品の特性などを十分

時間単位での期間設定

設定された期間については，時間単位で設定することも可能であると考えられることから，結果として安全係数をかける前と後の期限が同一日になることもある．

表 7.5 食肉の消費期限

原料の態様	販売時の形態	保存温度	食肉の種類・可食期間 牛肉	豚肉	鶏肉
冷蔵部分肉	肉塊	10℃	3日	3日	1日
		4℃	6日	6日	4日
		0℃	7日	7日	6日
	スライス	10℃	3日	3日	1日
		4℃	6日	5日	4日
		0℃	7日	6日	6日
	ひき肉	10℃	2日	1日	1日
		4℃	3日	3日	2日
		0℃	5日	5日	4日
冷凍部分肉	肉塊	10℃	3日	3日	1日
		4℃	6日	5日	3日
		0℃	7日	6日	5日
	スライス	10℃	2日	2日	.日
		4℃	6日	5日	.日
		0℃	7日	6日	.日
	ひき肉	10℃	2日	1日	1日
		4℃	3日	3日	2日
		0℃	5日	5日	4日

資料：(社)日本食肉加工協会の資料.

に考慮した上で，その特性が類似している食品の試験・検査結果などを参考にして，期限を設定することも可能である．

3.4 情報の提供

期限表示を行う製造者などは，期限設定の設定根拠に関する資料などを整備・保管し，消費者から求められたときには製造者の責任によって情報提供するよう努めるべきである．

3.5 賞味期限を設定するための試験方法

下記の試験により得られた指標は客観的な指標（数値）として表現することが可能であり，食品の特性に応じて，合理的・科学的な根拠として有用となる．これらの指標を利用して，製造日の測定値と製造日以後の測定値とを比較検討することで，普遍的に品質劣化を判断することが可能である．

http://www.caa.go.jp/foods/pdf/guideline_a.pdf を参照．

（1） 理化学試験

食品の製造日からの品質劣化を理化学的分析法により評価する試験である．食品の特性に応じて各食品の性状を反映する指標を選択し，その指標を測定することにより，期限の設定を判断する．

第7章 食品表示法

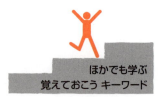

ほかでも学ぶ
覚えておこう キーワード

過酸化物価(PV),酸価(AV)
➡食べ物と健康(食品学総論)

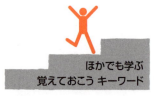

ほかでも学ぶ
覚えておこう キーワード

芽胞菌
➡食べ物と健康(食品衛生学)

一般的指標としては,「粘度」,「濁度」,「比重」,「過酸化物価」,「酸価」,「pH」,「酸度」,「栄養成分」,「糖度」などがあげられる.食品は,酸化したり,酵素反応が進んで分解,損傷したり,微生物によって腐敗するなどして品質が劣化していく.食品の製造日から,どの程度まで劣化したかを評価するための指標である.

(2) 微生物試験

食品の製造日からの品質劣化を微生物学的に評価する試験である.その際,食品の種類,製造方法,また,温度,時間,包装などの保存条件に応じて,効果的な評価の期待できる微生物学的指標を選択する.

一般的指標としては,「一般生菌数」,「大腸菌群数」,「大腸菌数」,「低温細菌残存の有無」,「芽胞菌の残存の有無」などがあげられる.

(3) 官能検査

食品の性質を人間の視覚・味覚・嗅覚などの感覚を通して,それぞれの

Column

日本での食品微生物の分類：生食用食肉の安全性確保のために導入された微生物試験

日本では初めて,2011年(平成23)9月に告示された生食用食肉の規格基準に**腸内細菌科菌群**が採用された(ISO 21528).生食用食肉は,検体25 gで腸内細菌科菌群が陰性でなければならない.対象は,生食用食肉として販売される生の食肉(内臓を除く)であり,牛ユッケ,牛タルタルステーキなどである.

腸内細菌科菌群には,大腸菌群の定義から外れる主要な腸管系病原菌であるサルモネラ,赤痢菌,エルシニアが含まれる.腸内細菌科菌群は,分類学的な位置付けが明確であることから,大腸菌群に代わる衛生指標菌として欧州連合で汎用されている.肉の生食では,サルモネラなどによるリスクがあるため,腸内細菌科菌群という新たな検査方法が導入された.

おもな衛生指標菌について,図7.4に示す.

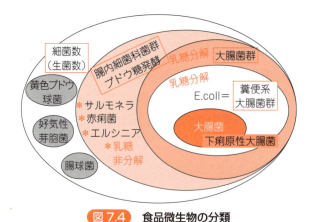

図7.4 食品微生物の分類

http://www.jsfm.jp/services/knowledge/know_09.html(日本食品微生物学会)

手法に応じた一定の条件下で評価する検査である．一般に主観的な項目（指標）と考えられ，測定機器を利用した試験と比べて，誤差が生じる可能性が高く，また，被験者の体調，時間帯などの多くの要因により影響を受け，同じ条件でも同じ結果が得られるとは限らない．しかし，指標に対して適当な機器測定法が開発されていない場合や，測定機器よりも人間の感度の方が高い場合などに，有効利用される．

官能検査は「味見」とは違い，適切にコントロールされた条件下で，適切な被験者による的確な手法により実施され，統計学的手法を用いた解析により結果を導くように留意しなければならない．

官能検査の意義
食品のおいしさは，さまざまな要因が複雑に合わさって成り立っている．個々の要因を機器により分析できるが，総合的には人間による評価が優れている．

加熱殺菌工程のある加工食品における大腸菌群陰性
殺菌工程以降に二次汚染がない（製造した食品が衛生的に扱われている）ことを示す．

4 旧法からの変更点

各基準のおもな変更点をあげる．食品については「加工食品」，「生鮮食品」，「添加物」に区分され，食品関連事業者などについては「食品関連事業者に係る基準」，「食品関連事業者以外の販売者に係る基準」に区分される．

国家試験ワンポイントアドバイス
旧法からの変更点は出題されやすいので注意しよう．

（1） 加工食品と生鮮食品の区分の統一

JAS法と食品衛生法において異なる食品の区分は，JAS法の考え方に基づく区分に統一して整理され，**加工食品**，**生鮮食品**，**添加物**に区分された．食品衛生法では，表示の対象にされていなかった簡単な加工，たとえば生干しや湯通しなどを行ったものも「加工食品」に区分されたため，アレルゲン，製造所などの所在地の表示義務が課せられることになった．

たとえば，カットフルーツを考えてみる．カットフルーツは，生鮮食料品と思いがちである．生鮮食料品であれば，最低限必要な表示は，名称と原産地である．しかし，実際にカットフルーツをみると，表示がいくつも書かれている．内閣府令上ではカットフルーツは「生鮮食品」であるが，JAS法上では「加工食品」であるため，このようなことが起こる．

カットフルーツ
原産地は義務表示である．

（2） アレルギー表示に関わるルールの改善

新法では，ⅰ）特定加工食品およびその拡大表記の廃止，ⅱ）個別表示を原則とし，一括表示は例外的に可能，ⅲ）一括表示の場合はアレルゲンをすべて表示する，があげられる．

一般的に，特定原材料などの含有が容易に予測できる食品（特定加工食品）およびその拡大表記が廃止された．これに伴い，より広範囲の原材料についてアレルゲンを含む旨の表示が義務付けられた．すなわち，卵を含む「マヨネーズ」には，「マヨネーズ（卵を含む）」の表示が義務となった．

アレルギー患者が食品を選択する機会の幅を広げるため，**個別表示**を原則とし，例外的に**一括表示**を可能とする．

一括表示する場合は，一括表示欄をみることで一般消費者が，その食品

代替表記と拡大表記
アレルギー物質の表示には**義務品目**と**推奨品目**があり，義務品目には代替表記が認められている食品がある．代替表記とは，特定原材料などと表記方法や言葉は違うが，特定原材料等と同じものであることが理解できる表記や，表記から使用されている特定原材料が容易に連想（代替）できるような一般的（常識的）な表記のことである．次に一例を示す．
卵 → 玉子，たまご，エッグ，鶏卵，あひる卵，うずら卵など．
えび → 海老，エビなど．
また特定原材料名と代替表記を含む原材料名の中には，これらを用いた食品であると表記（拡大表記）できる食品がある．次に一例を示す．
卵 → 厚焼き卵，ハムエッグなど．
えび → えび天ぷら，桜えびなど．

第 7 章 食品表示法

食物アレルギーとアレルゲン
摂取した食品に対して，生体にとって不利益な症状が引き起こされる現象を食物アレルギーといい，アレルギーを起こす原因物質をアレルゲンという．たんぱく質がアレルゲンとなることが多い．

個別表示と一括表示
個別表示とは，個々の原材料のすぐ後にそれぞれに含まれるアレルギー物質を表示するもので，どの原材料にアレルギー物質アレルゲンが含まれているかがわかるため，原材料についての情報が得られやすい．
一括表示とは，すべての原材料と添加物を記載し，最後にアレルゲンをまとめて表示するものである．

アレルゲン表示の変更点
① アレルゲンを2種類以上続けて表示する場合は，「・」でつないで「○○・○○」と表示する．
② アレルゲンの一括表示は，「原材料の一部に○○を含む」(旧基準)から「一部に○○を含む」(食品表示基準)へ変更になった．

25％以上の相対差（例）
たとえば，通常品Aと比較して新製品Bの食物繊維の強化された割合(相対差)が25％以上あること．

【個別表示例】

| 原材料名 | 白いんげん豆，小麦粉，砂糖，栗甘露煮，卵黄(卵を含む)／炭酸水素Na，カゼインナトリウム(乳由来)，着色料(黄4) |

【一括表示例】

| 原材料名 | 白いんげん豆，小麦粉，砂糖，栗甘露煮，卵黄／炭酸水素Na，カゼインナトリウム，着色料(黄4)，(一部に小麦・卵・乳成分を含む) |

図 7.5 アレルギーの表示例

「大切です！食品表示：食品表示法食品表示基準手引編」，東京都福祉保健局(平成28年11月).

に含まれるすべてのアレルゲンを把握できるよう，一括表示欄にすべてのアレルゲンを表示する必要がある(図7.5)．

(3) 栄養強調表示に係るルールの改善

コーデックスの考え方を導入して，相対表示と無添加強調表示が規定された．とくに無添加強調表示に関しては，新たな基準となる．

栄養強調表示のルールとして，以前は「○○強化」「低○○」「○○を含む」「○○ゼロ」「ノン○○」などの表示をする場合は，対象となる食品の単位重量または単位体積に対して強調したい成分の含有量が基準を満たす必要があった．この場合，基準は絶対値で規定されていたため，「100gあたり○○mg以上」といった表示がなされていた．

変更後は，相対差の基準も満たさねばならなくなった．たとえば，低減された旨の表示をする場合(熱量，脂質，飽和脂肪酸，コレステロール，糖類およびナトリウム)および強化された旨の表示をする場合(たんぱく質および食物繊維)には，絶対差に加え，新たに，原則として25％以上の相対差が必要となった．

ただし，ナトリウムの場合のみ，食品の保存性および品質を保つ観点から，25％以上その量を低減することが困難な食品(みそ，しょうゆ)については，相対差についての特例を認めている．一方，ミネラル類(ナトリウムを除く)，ビタミン類が強化された旨の表示をする場合には，「含む旨」の基準値以上の絶対差に代えて，栄養素等表示基準値の10％以上の絶対差(固体と液体の区別なし)が必要となる．

無添加強調表示の場合，食品への糖類無添加に関する強調表示および食品へのナトリウム塩無添加に関する強調表示(食塩無添加表示を含む)は，それぞれ，一定の条件が満たされた場合にのみ行うことができる．

(4) 原材料名表示などに関わるルールの変更

加工食品では，原材料と添加物を区分して表示する．原材料と添加物は図7.6 に示したように，添加物が添加物以外の原材料と明確に区別できるように表示する必要がある．また原材料と添加物は，それぞれに占める重量の割合の多いものから順に表示する．複合原料については，表示ルールが別途定められている．

原材料名	オレンジ，砂糖	
添加物	ゲル化剤（ペクチン）・酸化防止剤（ビタミンC）	枠で明確に区分する例
原材料名	オレンジ，砂糖／ゲル化剤（ペクチン），酸化防止剤（ビタミンC）	区切りを入れて明確にする例
原材料名	オレンジ，砂糖 ゲル化剤（ペクチン），酸化防止剤（ビタミンC）	改行して明確にする例

図 7.6 添加物表示（例）

　基準の統一を図るため，他の加工食品同様，原材料または添加物を区分し，それぞれに占める重量の割合の高いものから順に表示する．図 7.6 がその一例である．

　複合原材料表示について，それを構成する原材料を分割して表示した方がわかりやすい場合には，構成する原材料を分割して表示可能とする．

（5）販売の用に供する添加物の表示に関わるルールの改善

　添加物の表示については，変更前は食品衛生法の義務表示項目（たとえば，名称やわかりやすい簡略名，類別名で表示する）だった．新たに一般消費者向けの添加物には，「内容量」「表示責任者の氏名又は名称及び住所」が，業務用の添加物には，「表示責任者の氏名又は名称及び住所」の表示を追加して行うことが義務化された．

（6）通知等に規定されている表示ルールの一部を基準に規定

　安全性を確保し一般消費者によりわかりやすくするために，通知等に規定されているルールを，食品表示基準に格上げして規定された．具体的には，フグ食中毒対策の表示およびボツリヌス食中毒対策の表示などである．

（7）表示レイアウトの改善

　表示可能面積が 30 cm² 以下の場合，変更前に省略して良い表示項目が決められていたが，今後は安全性に関する表示事項（「**名称**」，「**保存方法**」，「**消費期限又は賞味期限**」，「**表示責任者**」，「**アレルゲン**」，「**L-フェニルアラニン化合物を含む**」）については，省略できないこととなる．また，原材料と添加物の間には，明確に区分をして表示する必要がある．

（8）加工食品の原料原産地表示制度の導入

　2017 年（平成 29）9 月 1 日より加工食品の**原料原産地表示制度**が導入された．2015 年（平成 27）に施行された新食品表示制度を変更するものではない．新食品表示制度で原料原産地の表示が義務付けられていた．消費者にとって生鮮食品に近いと認識されている 22 食品群と 4 品目のルールに上乗せする形で，すべての加工食品に原料原産地表示を義務付ける制度である．この制度は，2022 年（平成 34）3 月 31 日までの移行期間が設定されている．

無添加強調表示に該当する要件
【糖類】
・いかなる糖類も添加されていない事
・糖類に代わる原材料又は添加物を使用していない事
・酵素分解その他の方法により，糖類含有量が原材料及び添加物に含まれていた量を超えていない事
・糖類の含有量を表示している事
【ナトリウム】
・いかなるナトリウム塩も添加されていない事
（ナトリウム塩を技術的目的で添加する場合で，120 mg 以下の場合はこの限りではない）
・ナトリウム塩に代わる原材料又は添加物を使用していない事

パン類，食用植物油脂，ドレッシングおよびドレッシングタイプ調味料，風味調味料
旧法では添加物と区分せずに，重量順に表示するルールとなっていた．

複合原材料
2 種類以上の原材料からなる原材料．たとえば，しょうゆの原料は小麦，大豆，食塩などなので，しょうゆは複合原材料である．

プレスハム，混合プレスハム
原材料名中のでん粉の表示に「でん粉含有率」を併記していた点について，「ソーセージ」，「混合ソーセージ」同様，「でん粉含有率」の表示事項の項目を立てて表示する必要がある．

表示可能面積とは
表示事項を記載しても判読困難な部分を除いた容器，または包装の表面積のこと．ラベルの面積ではないことに注意する．

L-フェニルアラニン化合物を含む場合
① 添加物を表示する場合「アスパルテーム（フェニルアラニン）」，② 添加物を省略する場合「フェニルアラニンを含む」．

原料原産地表示制度における22食品群と4品目の表示ルール

乾燥，塩蔵，加熱調理やカットした野菜・果実・きのこ，緑茶，もち，煎り豆，こんにゃく，調味・調理した肉・魚介類など22食品群と農産物漬物，野菜冷凍食品，うなぎ加工品，かつお削り節の4品目(詳細は，http://www.saqp.jp/Topix/20150530-pdf.pdfの別表第15参照)．p.145，「(2)原材料名」も参照．

今回，おにぎり用の海苔が，この22食品群・4品目と同じ表示ルールとなった．これらの品目の原料原産地表示制度のルールは食品群や食品によって異なっている．

加工食品の原材料は重量の割合が多いものから記載されているが，原材料の割合が最も多いもの(最初に表示されている割合の最も多い原材料)，第1位に記載されているものについて，① 生鮮食品であれば産地をカッコ内に「A(○○産)」，② 加工食品であれば製造地の名称をカッコ内に「B(△△製造)」，を表示することとなった．原料原産地表示の例を①と②に分けて，図7.7 に示した．この表示方法の場合，国内産は国内で生産された生鮮食品を原料としているのに対し，国内製造と表示されている場合は，外国産の原料を用いて国内で製造されたものも含まれる．

加工食品の原材料は，世界各地から価格や作柄に応じて調達しているため，原産地を1つの国に特定できない場合も少なくない．「アメリカ産又はカナダ産」といった「又は」表示や，輸入国が多く表記しきれない場合などは「輸入」といった「大括り表示」表示も認められている．

レストランや調理済みそう菜では，販売している人に確認が可能であるため，表示が免除される．また，輸入食品は輸入先が「原産国」として表示されている．

名称	ベーコン
原材料名	豚ばら肉（北海道産），食塩，砂糖／リン酸塩（Na），酸化防止剤（ビタミンC），発色剤（亜硝酸Na），香辛料

名称	ガトーショコラ
原材料名	チョコレート（ドイツ製造），砂糖，鶏卵，牛乳，マーガリン，小麦粉／ソルビット，乳化剤，増粘剤（キサンタン），香料

・現実に存在する食品ではありません

図7.7 原料原産地表示制度の例
原材料第1位が生鮮食品の場合(左)と加工食品(右)の例．

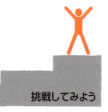
挑戦してみよう

復習問題を解いてみよう
https://www.kagakudojin.co.jp

付録1 食品成分表を理解するための有機化学

はじめに

地球上の植物，動物，微生物という生物体は，炭素原子からなる化合物，すなわち有機化合物から構成されている．私たち人間はもちろん，すべての生物がたんぱく質，炭水化物，脂肪，ビタミンなどを栄養素として体内に取り込み，代謝というさまざまな化学反応をすることで生命を営んでいる．

私たちはふだん，このような栄養素がどのようなかたちをして，どのように存在しているのか，さらには体内でどのように利用されているのか，あまり考えたことがないだろう．有機化学について学べば，こうしたことをもっと深く理解することができる．

ここではその基礎として，食べ物に含まれる有機化合物の構造について理解していく．

1.1 化学構造式

分子は，いくつかの原子同士が化学結合によって結ばれて存在している．それらの構造を，元素記号を使って互いに線で結んで平面的に表す．これを化学構造式という．

結合を表す線の数は**原子価**といい，元素によってその数は決まっている．表①に，おもな原子の原子価をまとめた．たとえばメタンはCH_4と，一つの炭素と四つの水素からなっており，化学構造式で表すと図①(a)のように，炭素の四つの線に水素がつながった形になる．エチレンC_2H_4のように炭素原子同士が二重結合で結合している場合は，図①(b)のように炭素原子間を二重線（C＝C）で結んで表す．アセチレンC_2H_2は炭素原子同士が三重結合でつながっているので，図①(c)のように三重線で表す．

有機化合物は複数の炭素原子C同士が共有結合し，骨格（炭素骨格）をつくり，そこに官能基とよばれる化合物特有の性質を表す原子団が組み込まれている．同じ官能基をもった有機化合物は，互いに性質がよく似ている．そのため，官能基によって有機化合物をグループ分けするとよく理解できるようになる．

表① おもな元素の原子価

元素		原子価
水素	H	1
炭素	C	4
窒素	N	3
酸素	O	2
リン	P	3
硫黄	S	2
塩素	Cl	1

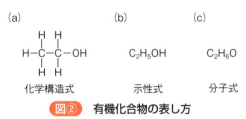

(a) メタン (b) エチレン (c) アセチレン

図① 炭化水素の構造式

(a) 化学構造式　(b) 示性式 C_2H_5OH　(c) 分子式 C_2H_6O

図② 有機化合物の表し方

付録1 食品成分表を理解するための有機化学

有機化合物を化学式で表す場合,官能基を抜き出して区別して書き出すことが多く,この化学式を**示性式**という.示性式は化学構造式を簡略化したものと捉えることができる.**分子式**はさらに簡略化し,原子の種類と数のみで表現したものになる.分子を構成する原子の種類と個数,その分子の分子量を知る場合は分子式で十分である.示性式は官能基を表すことで,その有機化合物の構造や特徴を知ることができ,有用である.たとえばエタノールの場合,図②(a)が化学構造式で,(b)が示性式,(c)が分子式になる.

このように化学構造式は,原子の配置や結合の仕方や特徴を示すものである.しかし食品中の有機化合物は単純なものではなく,構造が大きく複雑である.それを化学構造式で表すとかえってわかりにくいため,さらに簡略化して表現している.

普通に用いられるのは「短縮構造式」というもので,図③に示したように炭素鎖をできるだけ横一列に書き,単結合を表す線を省略し,水素原子を炭素原子Cの右側に表示する「横書き式」がある.官能基は垂直の線で表現する.

もう一つの表し方は炭素原子Cと水素原子Hをできるだけ省略し,結合の記号で骨格を表現する「骨格式」である.たとえば芳香族炭化水素のベンゼン C_6H_6 の場合,化学構造式は図③のように6個の炭素原子Cが正六角形の環状に結合し,それぞれの炭素原子Cに水素原子が結合したものになっており,芳香環ということもある.これを骨格式で表すと,炭素原子同士の結合C–CおよびC=Cの炭素原子Cを省略して単結合は一本線,二重結合は二本線とし,さらに炭素原子Cに結合している水素原子Hとの結合線を省略して表す.

1.2 有機化合物の命名法

有機化合物の命名の基本ルールは,国際純正応用化学連合(International Union of Pure and Applied Chemistry; IUPAC)によって制定され,IUPAC(ユーパックと読む)命名法とよばれている.この命名法では系統立てて詳細なルールが定められているが,食品科学の分野では基本的な部分を理解しておこう.

(1) 脂肪族炭化水素:命名はアルカンが基本

数個の炭素原子Cが鎖状に結合し,それに水素原子Hが結合した化合物である.炭素原子の

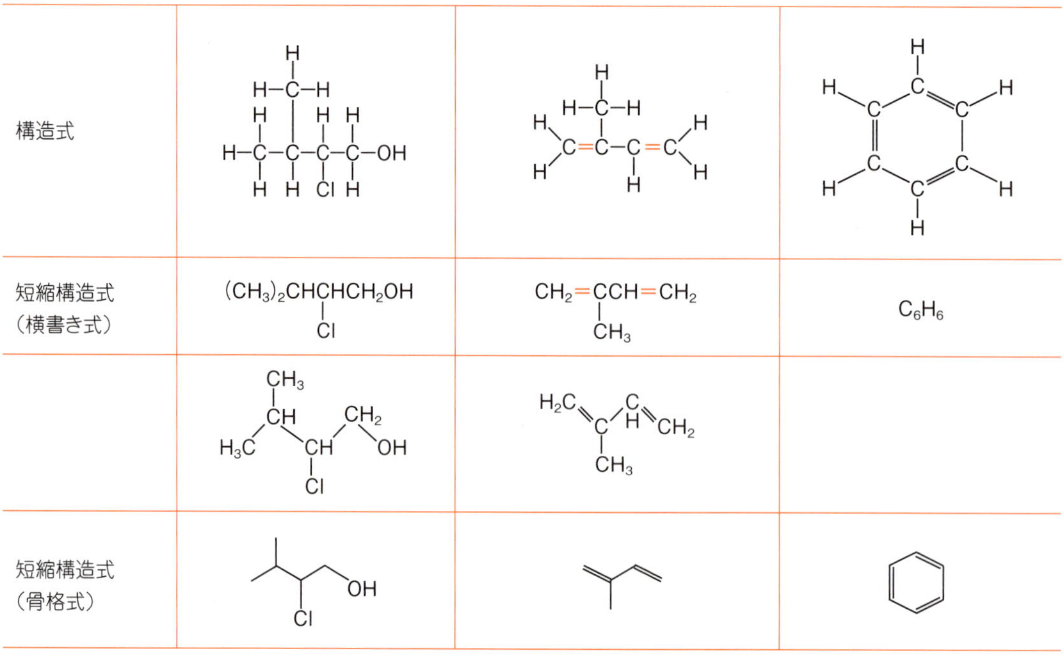

構造式	(構造式図)	(構造式図)	(ベンゼン環構造式図)
短縮構造式 (横書き式)	$(CH_3)_2CHCHCH_2OH$ 　　　　　　　$\|$ 　　　　　　　Cl	$CH_2=CCH=CH_2$ 　　　$\|$ 　　　CH_3	C_6H_6
	(短縮構造式図)	(短縮構造式図)	
短縮構造式 (骨格式)	(骨格式図)	(骨格式図)	(六角形)

図③ 構造式の表し方

1.2 有機化合物の命名法

表② 飽和炭化水素(アルカン)の名称

名称		分子式
メタン	methane	CH_4
エタン	ethane	C_2H_6
プロパン	propane	C_3H_8
ブタン	butane	C_4H_{10}
ペンタン	pentane	C_5H_{12}
ヘキサン	hexane	C_6H_{14}
ヘプタン	heptane	C_7H_{16}
オクタン	octane	C_8H_{18}
ノナン	nonane	C_9H_{20}
デカン	decane	$C_{10}H_{22}$

表③ 数を表す接頭語

炭素数	接頭語		日常使われている例
1	モノ	mono	モノトーン
2	ジ	di	ジオキシン(ダイオキシン)
3	トリ	tri	トリプルプレー
4	テトラ	tetra	テトラポット
5	ペンタ	penta	ペンタゴン(アメリカ国防総省本庁舎)
6	ヘキサ	hexa	ヘキサン(有機溶媒の一つ)
7	ヘプタ	hepta	
8	オクタ	octa	オクトパス(タコ)
9	ノナ	nona	
10	デカ	deca	decade(10年間)
20	イコサ	icosa	EPA(イコサペンタエン酸)
22	ドコサ	docosa	DHA(ドコサヘキサエン酸)

数と結合の仕方で命名のルールが決められている．まず，すべてが単結合でできている鎖式炭化水素，つまり鎖式飽和炭化水素から学ぶ．鎖式飽和炭化水素の総称を**アルカン**(alkane)とよび，炭素原子Cの数に応じて表②のように表せる．語尾はすべて「-ane(アン)」を付けて同じグループとしている．メタンガスなどはこのメタンを含んだガスということになる．

炭素原子C間に二重結合を1個もつ鎖式不飽和炭化水素の総称を，**アルケン**(alkene)という．アルケンの名称は，まずアルカンの名称の語尾「-ane(アン)」を「-ene(エン)」に変えてよぶ．エテンは別名エチレンであり，容器やフィルムの原料のポリエチレンはエテンが重合したものである．また，ブテンのように同じ分子式でも二重結合の位置が異なる場合は，二重結合の位置番号を付けて区別している(図④)．炭素原子Cに三重結合を1個もつ鎖式不飽和炭化水素はアルキン(alkyne)という．これも同様にアルカンの語尾を「-yne(イン)」に変えて命名するが，食品科学ではアルキンを使用することはほとんどないのでここでは省略する．

化合物の名称に用いられる数を表す接頭辞を表③に示した．これらは原子や不飽和結合，官能基の数だけでなく，一般的な数を示すときにも使われる．たとえば二酸化炭素CO_2には二つの酸素原子があり，英語でcarbon dioxide(カーボンジオキサイド)という．一酸化炭素COは，英語でcarbon monoxide(カーボンモノオキサイド)という．

(2) 官能基

炭化水素の分子から水素原子を何個か除いた原子団を**炭化水素基(アルキル基)**といい，「-yl(イル)」を接尾辞に付けて表す．たとえばエタンC_2H_6から水素原子Hが一つはずれたC_2H_5-の場合，「etha」+「-yl」で「ethyl(エチル)」となり，**エチル基**とよぶ(表④)．

炭化水素基が特定の原子団と結び付くと，その原子団特有の性質をもつ化合物となる．この原子団を**官能基**といい，同じ官能基をもった化合物同士は互いに性質が似ている(表⑤)．

次に食品中の有機化合物に含まれる代表的な官能基について解説をしていくが，有機化学の詳細なところまで理解しなくても良い．カタカナや英語の名称からある程度構造がわかり，その有機化

エタン
CH_3CH_3 → エテン(エチレン) $CH_2=CH_2$
ethane   ethene

プロパン
$CH_3CH_2CH_3$ → プロペン(プロピレン) $CH_2=CHCH_3$
propane   propene

ブタン
$CH_3CH_2CH_2CH_3$ → 1-ブテン $CH_2=CHCH_2CH_3$
butane   1-butene

図④ アルケンの命名のルール

付録1　食品成分表を理解するための有機化学

表④　炭化水素基の例

アルキル基	メチル基　CH₃- エチル基　CH₃-CH₂- プロピル基　CH₃-CH₂-CH₂- イソプロピル基　CH₃-CH- 　　　　　　　　　　CH₃	
その他	メチレン基　-CH₂- ビニル基　CH₂=CH- フェニル基　C₆H₅-	

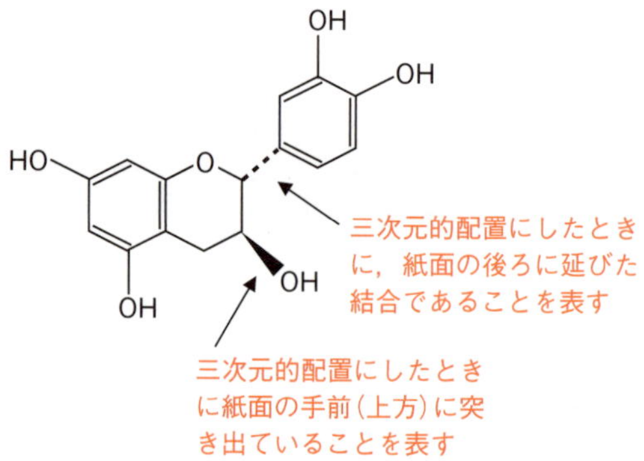

合物にはどのような栄養があるのか，水に溶けやすいのか，油に溶けやすいのか，さらには安全なのかどうか，について構造と関連付けて理解できるようになろう．

① **ヒドロキシ基　-OH**

脂肪族炭化水素にヒドロキシ基が結合した有機化合物を**アルコール**という．メタノール（メチルアルコール）やエタノール（エチルアルコール）のようにヒドロキシ基を1個もつものを1価アルコール，2個以上もつものを多価アルコールという．エタノールは，飲料に利用されるほか，消毒剤，溶剤などに利用される．エタノールはでん粉やグルコースを原料として，アルコール発酵によってつくられる．

一方，ベンゼン環などの芳香環にヒドロキシ基が結合したものをフェノールといい，2個以上のヒドロキシ基が結合したものをポリフェノールと

図⑤　カテキンの構造

（矢印の説明）
三次元的配置にしたときに，紙面の後ろに延びた結合であることを表す
三次元的配置にしたときに紙面の手前（上方）に突き出ていることを表す

いう．お茶に含まれるカテキン類はポリフェノールの一種で，渋味成分として知られているが，抗酸化性も有し，生体内ではリパーゼの作用を阻害し，中性脂肪の取り込みを抑える作用や脂肪燃焼を促進させる働きが知られている（図⑤）．ヒドロキシ基をもつものは水との親和性が高い．逆にヒドロキシ基をもたないものは水にまったく溶けない．

② **カルボキシ基　-COOH**

カルボキシ基をもつ有機化合物をカルボン酸といい，水溶液中では水素イオンH⁺を遊離することから弱い酸性を示す．カルボン酸は有機酸ともいわれ，食酢や果実などの酸味物質となっている．また，鎖状構造のものは脂肪酸といわれ，脂質

表⑤　官能基による有機化合物の分類と化合物の例

官能基		化合物の名称	化合物の例	
ヒドロキシ基　-OH		アルコール フェノール類	C₂H₅OH C₆H₅OH	エタノール フェノール
エーテル基　-O-		エーテル	CH₃-O-CH₃	ジメチルエーテル
カルボキシ基　-COOH		カルボン酸	CH₃COOH	酢酸
カルボニル基	アルデヒド基 -CHO	アルデヒド	CH₃CHO	アセトアルデヒド
	ケトン基 -C- ‖ O	ケトン	CH₃CCH₃ ‖ O	アセトン
アミノ基　-NH₂		アミン	C₆H₅NH₂ NH₂CHCOOH 　　CH₃	アニリン アラニン（アミノ酸）
エステル結合　-C-O- 　　　　　　‖ 　　　　　　O		エステル	CH₃COC₂H₅ 　　‖ 　　O	酢酸エチル

CH₃-(CH₂-CH=CH)₆-CH₂-CH₂-COOH
-CH₂-CH=CH-が六つ連なっていることを表す

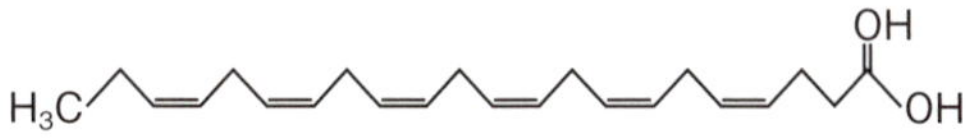

図⑥ ドコサヘキサエン酸の構造

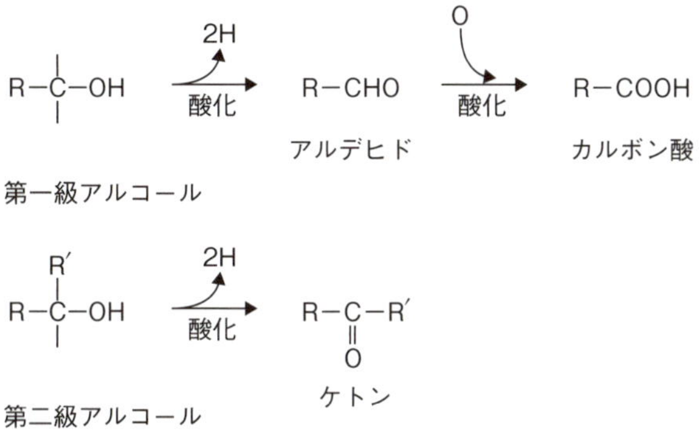

図⑦ アルコール類の酸化反応

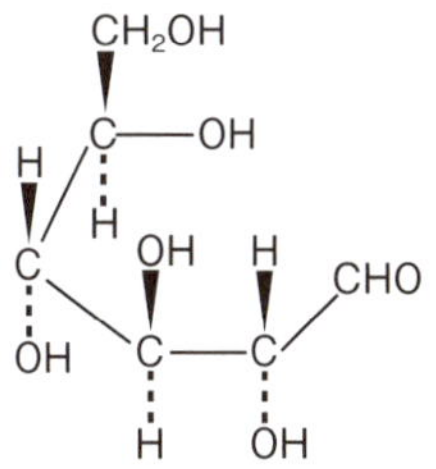

図⑧ D-グルコースの構造

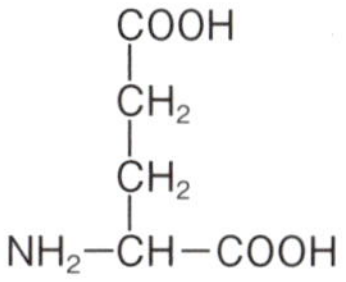

図⑨ アミノ酸（グルタミン酸）の構造

の構成成分となっている．魚油に多く含まれるドコサヘキサエン酸 DHA も脂肪酸の一つであり，脂質代謝の改善効果などが知られている（図⑥）．

③ **カルボニル基（アルデヒド-CHO とケトン-CO-）**

カルボニル基にはアルデヒド基とケトン基があり，これらをもつ化合物をカルボニル化合物という．アルデヒドは，第一級アルコールを酸化することで得られ，さらに酸化が進むとカルボン酸になる．ケトンは，第二級アルコールを酸化することで得られる（図⑦）．

カルボニル基をもつ代表的な物質に，グルコースなどの糖類がある．アルデヒド基をもつ糖をアルドース，ケトン基をもつ糖をケトースという（図⑧）．

食品成分にはさまざまなカルボニル化合物がある．好ましい香気成分であったり，逆に品質が低下した際の異臭成分にもなる．たとえば米の古米臭は，脂質が酸化することでヒドロペルオキシドを生成し，その後酸化の最終生成物であるアルデヒドが生じることが原因である．

④ **アミノ基　-NH₂**

アンモニアの水素原子を炭化水素基で置き換えた化合物を**アミン**という．アミンはアンモニアと同様，弱塩基性を示す．代表的なアミノ化合物はアミノ酸であり，「酸」が付いていることからカルボキシ基ももつ（図⑨）．

⑤ **エステル結合**

カルボン酸のカルボキシ基とアルコールのヒドロキシ基から水分子が取れて脱水縮合すると，-CO-O-で表されるエステル結合が生成する．分子量の小さいエステルは，芳香をもち，香料や溶媒として用いられている．果実の芳香成分にもエステル化合物が多く含まれている．植物や動物の体内に存在する中性脂肪は，三つのヒドロキシ基をもつグリセリン（グリセロールともいう）と脂肪酸がエステル結合した化合物である．

付録2　食品成分表と食品学を理解するための数学

2.1 食品成分表の数値には丸め方のルールがある

食品成分表に記されている数字は，一定のルールで測定結果や文献値を丸めたものである（数値の丸め方のルールは，第2章を参照）．

数値の丸め方のルールを理解するために，**表①**に示した食品成分表（八訂）における，こめの成分値に当てはめてみる．水稲めし・精白米・うるち米の利用可能炭水化物（単糖当量）は100 gあたり38.1 gと表記されているように小数点第一位で丸められている．これは利用可能炭水化物の最少記載量が0.1 gであるため，小数点第二位を四捨五入して丸めたものである．**表①**では廃棄率，エネルギー，コレステロールを除く栄養成分値の最少記載量が0.1 gである．水稲めし・精白米もち米の糖アルコール量が0 gと記載されているので測定を行った結果，0.01 g未満（測定値が0 gの場合を含む）であったことを示す．水稲全かゆ・精白米の食物繊維量が(0.1 g)と記載されているが，測定値ではなく文献値などを参考にした数値であることを示している．食品成分表（八訂）において最も大きく変わった点がエネルギーの算出方法であることは本文で述べたが，水稲めし・精白米・うるち米100 g当たりのエネルギーは，七訂で169 kcalであったものが156 kcalに，水稲めし・精白米・もち米は202 kcalから188 kcal，水稲全かゆ・精白米は71 kcalから65 kcalに変わった．この数値の変化は，各食品のエネルギー自体が変化したのではなく，主にエネルギー算出方法が変わったためである．

＊　0（ゼロ）付近の数値の扱いは異なる．

また，食品成分表に記載されている数値は，一定の幅を持った数値の代表値であることも理解しておくことが重要である．そのため，食品表示法における栄養成分表示値は，① 実際の値の±20％の間に入る値として，② 表示値自体が一定の幅に入っていることを示す2.9～5.3 gといった幅表示，③ 合理的な推定値（実際の商品では「推定値」や「目安値」が使われることが多い）で表示されている．

2.2 そう菜の栄養成分計算

食品成分表（七訂）ではそう菜の栄養成分計算法が収載され，食品成分表（八訂）では「調理済み流通食品類」の中でそう菜の栄養成分が収載されている．**表②**に材料配合から栄養成分を計算する方法を紹介した．そう菜のレシピから食品成分表を使って栄養成分を的確に計算できるようにすることがある．そう菜は，家庭や学校給食で栄養バランスを考えながら食べる人の好みに合わせてつくられることから，レシピに多様性がある．

そこで，食品成分表に収載されている「そう菜」では**表②**に示すように，各材料の配合割合を一定量ではなく，平均値，最小値，最大値と三通りの栄養成分値が示されている．利用者は，収載されている3パターンのレシピから栄養成分を計算することも，独自のレシピに基づいて栄養成分計算を自ら行うこともできるようになっている．最近は，栄養成分計算を自動的にするソフトも多々あるが，出てきた値を評価するためには，ある程度の手計算ができることも必要である．食品成分表（八訂）に記載されているそう菜の栄養成分計算のためには，レシピに従って調理した食品の成分値

2.2 そう菜の栄養成分計算

表①　食品成分表(八訂)におけるこめの栄養成分表

食品番号	索引番号	食品名	廃棄率	エネルギー				水分	たんぱく質		脂質			炭水化物							有機酸	灰分
				八訂収載値		七訂収載値			アミノ酸組成によるたんぱく質	たんぱく質	トリアシルグリセロール当量	コレステロール	脂質	利用可能炭水化物			食物繊維総量	糖アルコール	炭水化物			
														利用可能炭水化物(単糖当量)	利用可能炭水化物(質量計)	差引き法による利用可能炭水化物						
		単位	%	kJ	kcal	kJ	kcal	(……………g……………)				mg	(………………………………………g………………………………………)								
01088	131	こめ [水稲めし] 精白米 うるち米	0	663	156	703	168	60.0	2.0	2.5	0.2	(0)	0.3	38.1	*	34.6	36.1	1.5	-	37.1	-	0.1
01154	132	こめ [水稲めし] 精白米 もち米	0	801	188	846	202	52.1	3.1	3.5	0.4	(0)	0.5	45.6	*	41.5	43.9	(0.4)	0	43.9	-	0.1
01093	141	こめ [水稲全かゆ] 精白米	0	278	65	297	71	(83.0)	(0.9)	(1.1)	(0.1)	(0)	(0.1)	(16.2)	*	(14.7)	(15.8)	(0.1)	-	(15.7)	-	(0.1)

表②　そう菜 13「肉じゃが」の材料配合割合

食品名	食品の配合割合(%)			計算に用いた食品		
	平均	最大	最小	食品番号	索引番号	食品名
つきこんにゃく	1.9	9.3	0	02003	165	板こんにゃく　精粉こんにゃく
しらたき，糸こんにゃく	2.4	6.4	0	02005	170	しらたき
じゃがいも，ポテト	38.7	44.2	31.1	02019	193	じゃがいも　塊茎　水煮
砂糖	2.7	4.1	1.8	03003	226	上白糖
絹さや	0.9	3.2	0	06021	414	さやえんどう　若ざや　ゆで
グリンピース	0.3	1.4	0	06025	418	グリーンピース　冷凍
たまねぎ	21.1	27.3	18.4	06155	549	たまねぎ　りん茎　ゆで
にんじん	7.9	11.0	5.5	06215	618	にんじん　根　皮むき　ゆで
肉	15.1	20.9	9.4	11271	1546	うし　輸入牛肉　もも　皮下脂肪なし　ゆで
サラダ油，油	0.2	0.6	0	14006	1826	調合油
酒	0.4	0.9	0	16023	2012	合成清酒
みりん	1.7	4.4	0	16025	2014	本みりん
こいくちしょうゆ，しょうゆ	5.7	9.9	2.2	17007	2055	こいくちしょうゆ
うすくちしょうゆ	0.3	1.6	0	17008	2056	うすくちしょうゆ
だし(顆粒)	0.7	2.1	0.1	17028	2084	顆粒和風だし
調理後水分値(%)	79.6	80.4	78.7			

(注) 1. 肉類は牛のばら，もも，豚の小間切れなどを使う製品もあるが，「うし　もも　皮下脂肪なし」を使うものとして計算.
　　 2. 顆粒だしを溶かしたものを使う製品もある(顆粒和風だし1，水150で計算).

を測定する．

　栄養成分の計算を行う際に重要なポイントは，食品成分表(八訂)に収載されている重量変化率と廃棄率である．

(1) 重量変化率

　ゆで，焼き，水さらし，蒸し，水煮などの方法で食品を調理し〔食品成分表(七訂)，資料「表16 調理方法概要」参照〕，調理前後の可食部中の栄養成分値から下記の式で算出した値である．

$$\text{調理による成分変化率(\%)} = \frac{\text{調理後の可食部成分値(/100 g)} \times \dfrac{\text{重量変化率(\%)}}{100}}{\text{調理前食品の可食部成分値(/100 g)}} \times 100$$

(2) 廃棄率

　栄養成分計算には直接関係ないが，廃棄率は，

付録2　食品成分表と食品学を理解するための数学

実際に調理に使用するために食品をどのくらい買ったらよいかを計算するために必要である．図①の（2）式に示した廃棄率を含めた原材料重量が，実際に購入する食品の量になる．

2.3　そう菜の栄養成分計算の手順

栄養成分計算の手順概要は，以下の通りである．

① レシピに従って調理に必要な食品の重量を決める．

② 食品ごとに，そう菜の調理方法に合った食品を選択する．

③ 食品成分表（八訂）「表12 調理方法の概要および重量変化率」に基づき，調理後の重量変化率から食品の量を計算する．

④ 食品成分表（八訂）「表12 調理方法の概要および重量変化率」に調理後の重量変化率のデータがない食品は，生の食品から調理後の成分値を推定する．そう菜の項の表25に調理による成分変化率区分別一覧が掲載されているので，この値を用いる．

⑤ 各食品の成分値を合計して，そう菜の栄養成分表をつくる．この表中のたんぱく質，脂質，炭水化物，灰分の合計値は，そう菜の固形重量（乾物重量）である．

⑥ 別に測定した，そう菜の水分値を用いて，そう菜100 gあたりの各成分を計算する．

各成分量（g/100 g）
= 固形重量あたりの成分量（g）× 固形重量（g）÷（100 − 水分量%）（g）

（1）調理した食品全重量に対する成分量（g）

調理した食品の成分値（g/100 g） = 調理前の可食部重量（g）/100(g) × 重量変化率（%）/100

（2）

廃棄部を含めた原材料重量（g）　←購入する食品の量（g）
= 調理前の可食部重量（g）× 100 /（100 − 廃棄率（%）） ←調理に使用する食品の量（g）

図①　栄養成分算出のための四則計算

2.4　重量%と容量%（とくにアルコール飲料について）

食品成分表（八訂）では，エネルギーや栄養素量は食品の可食部100 gあたりの重量で表されている．栄養成分重量がgで示されている場合は，100 gの食品あたりの栄養成分重量（g）であるので，食品成分表の数値は重量%（w/w）で示されていると考えて良い．しかし，液状食品の中には容量（体積）で割合を示されているものがある[*1, *2]．

とくにアルコール飲料では，アルコール（エタノール）含量を体積%（アルコール飲料あたりのエタノール体積の割合，v/v）で示されることが多い．純粋なエタノールの比重（≒密度）は，15℃では，およそ0.79 g/mLであるため，アルコール飲料では重量%と容量%で示されている値は大きく異なる．アルコール飲料に示されている濃度（通常は容量%）から，エタノール含量やエネルギーを算出する場合には注意が必要である．

食品成分表（八訂）に示されている，連続式蒸留しょうちゅうを例に重量%と容量%の換算方法について述べる．収載値は，連続式蒸留しょうちゅう100 gあたりのアルコール重量は29.0 gで，容積%は35.0%（v/v），備考欄にしょうちゅう100 mLは95.8 gであるとなっている．

連続式蒸留しょうちゅうのボトルには，「アルコール濃度35度」と記載されているが，これはアルコール含量を容量%で示した濃度で35.0%（v/v）を示す．つまり，連続式蒸留しょうちゅう100 mLあたりのアルコール含量が35.0 mLである．

そこで，アルコールの比重0.79 g/mLを使用して，下記の計算から連続式蒸留しょうちゅう100 gのアルコール重量は29.0 gとなる．

$$\frac{35.0 \text{ mL} \times 0.79}{100 \text{ mL} \times 0.958} ≒ 29.0$$

アルコールのエネルギーは7.1 kcal/gなので，連続式蒸留しょうちゅう100 gあたりのエネルギーは，29.0 × 7.1 ≒ 206 kcal/100 gとなる．

[*1] 水1 mLあたりの重さ（g）が比重（g/mL）で，密度は，物質単位体積（cm³）あたりの重量（g）を示す．水1 mLの重量が約1 gであるため，通常は比重と密度はほぼ同じと考えて良い．

[*2] 酢酸の比重は，おおよそ1.05 g/mLである．厳密に酢酸含量やエネルギーを食品100 gあたりで考える場合は，アルコール飲料と同じ扱いが必要である．

付録3 微生物利用食品を理解するための微生物学

はじめに

発酵食品は微生物を利用した食品である．食品に微生物が生えると，食べることができなくなる「腐敗」と，おいしく食べることができる「発酵」という変化が起こる．私たちの祖先は，長い時間をかけて，こうした微生物を利用しておいしく食べられるものを発酵食品として利用してきた．発酵食品と関連する微生物にはどのようなものがあるか，学んでいこう．

発酵食品を「好ましい」と感じるか，「好ましくない(腐っている)」と感じるかは食文化にも関係している．古い和英辞典には，納豆が「腐った豆(rotten beans)」と表現されていた時代もあるくらいである．ちなみに豆腐の「腐」は蔵を意味しており，肉を蔵に保管しておくと軟らかくなる，ということから軟らかい豆を豆腐とよぶようになったそうである．世界一臭いといわれる食品に，スウェーデンのシュールストレミング(塩漬けのニシンの缶詰)がある．

3.1 微生物の特徴

地球上には，1年中氷が融けない地域から，年間の平均気温が30℃以上の地域，砂漠のように水がほとんどない地域や，湿原のように常に水に覆われている地域，火山の火口や深海など多種多様な環境がある．さまざまな環境に生育するために，生物は形や生活様式などを変化してきた(**生物の多様性**)．一方で，生物は細胞からできていて，DNA(デオキシリボ核酸)による遺伝情報をもとに，生育のためのエネルギーを得て，生きているという共通の性質をもつ(**生物の共通性**)．すなわち，現在の生物は共通の祖先から，いろいろな性

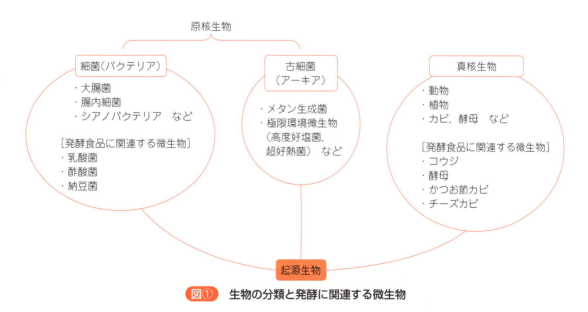

図① 生物の分類と発酵に関連する微生物

質をもつ生物に変化してきたのである．この過程を生物の進化という．

生物の共通の性質のもととなる細胞に，遺伝情報であるDNAがどのような形で存在しているかによって，原核生物と真核生物という二つの種類に分けられる．細胞膜に包まれ，核とミトコンドリアという構造体を有する細胞をもつ生物が**真核生物**である．一方，細胞膜に包まれ，外界とは遮断されているが核やミトコンドリアなどの細胞内小器官をもたない細胞をもつ生物が**原核生物**である（図①）．

科学的な定義ではないが，目にはみえないので，顕微鏡などで存在を確認できる生物が微生物である．原核生物と古細菌，真核生物の中でカビや酵母，キノコを含む菌類，藻類，原生生物が微生物に属する．

カビは原核細胞で，1個の細胞を目でみることができない．パンやもちの上に生えたカビが「みえる」のは，カビが菌糸を伸ばし増殖した結果，カビが集まって目にみえるようになったためである．蒸した米にコウジカビが菌糸を伸ばし，集まったものが白い花を付けたようにみえることから「糀」という漢字をあてることがある．キノコは，菌類が菌糸を伸ばし集合した子実体を形成したものである．

一方，微生物に属するもので，古細菌（アーキア）は，メタン菌や超好熱菌，高度好塩菌などの極限微生物が中心であるため，食品に直接関連するものはない．

3.2 発酵食品に関係する微生物

おもな発酵食品とそれに関連する微生物を**表①**にまとめた．一般的に食品は微生物にとっても良好な生育環境である．食品に微生物が増殖すると多くの場合は，食べるのに適さない状態になる（**腐敗**）が，風味が良好であったものを選択して行ったものが多くの発酵食品の起源である．風味の良好な発酵食品を少しだけ残しておき，そこに新しい原料を加えるという方法（バックスロッピング）は，良好な風味の発酵食品を維持する知恵の一つである．また，長年に渡って同じ蔵（発酵室）で発酵食品をつくり続けることにより，発酵に必要な微生物が蔵に棲みついた状態になる（優占種）ことも「蔵付き菌」として良く知られている．

現在の食品工業においては，発酵に適さない微生物が食品で増殖せず，発酵に適した微生物のみが増殖するように，発酵用に選抜した微生物を**スターター**（発酵を開始する微生物という意味）として食品に添加することも広く行われている．

Column

ニホンコウジカビと「家畜化」

日本では発酵食品に広く使われているコウジカビ（学名は *Aspergillus oryzae*；米を表すラテン語オリザに由来する）であるが，世界的にこのカビを発酵食品に使うことは少ない．ニホンコウジカビの類縁菌にアフラトキシン（カビ毒の一種）をつくるフラバス菌（*Aspergillus flavus*）がある．日本の研究者がニホンコウジカビとフラバス菌が保有する遺伝子を調べたところ，ニホンコウジカビではアフラトキシンをつくる遺伝子が働かないような状態になっていることが明らかとなった．日本人は，長い時間をかけて発酵食品に適するコウジカビの選抜を行った結果，発酵力が強く，毒性物質をつくらないカビを探し当てていたのである．牛，山羊，豚，鶏といった重要な動物食品の供給源となっている家畜は，乳，肉，卵の生産量が高く，おとなしく飼育しやすい種が選抜されていったように，ニホンコウジカビも「家畜化」された微生物（カビ）であると考えることもできる．

3.3 植物性の発酵食品

（1） カビがおもな発酵を担う植物性の発酵食品：ニホンコウジカビを中心に

植物を原料とする日本の発酵食品で使われている微生物のほとんどは，ニホンコウジカビである．ニホンコウジカビは，でん粉を分解するα－アミラーゼ，たんぱく質を分解するプロテアーゼ，トリアシルグリセロールを分解するリパーゼの活性が強く，微アルカリ性でも増殖する性質をもつ．

調理の過程で細菌の胞子を除く，大部分の微生物が死滅している．蒸煮した米に灰をまぶすと，微アルカリ性になる．微アルカリ性で生育する微生物は多くないので，麹をつくる際に灰をまぶしてニホンコウジカビを優占種として培養する方法が，ニホンコウジカビをつくる「もやしや」（種コウジをつくる業者）ではとられていた．

表① 発酵食品に関連する微生物とそのおもな働き

	発酵食品	主原料	関連する微生物 細菌	関連する微生物 酵母	関連する微生物 カビ	おもな副原料	備考
植物性の発酵食品	漬物[*1]	野菜	乳酸菌			食塩，ほか	乳酸発酵（乳酸菌）でpH低下，風味形成
	糸引き納豆[*2]	大豆	納豆菌				粘り形成，栄養成分生成
	塩辛納豆[*3]	大豆			コウジ		たんぱく質分解（コウジ）
	みそ	大豆	耐塩性乳酸菌	耐塩性酵母	コウジ	コウジ，食塩	コウジをつくるときの原料の種類によって，豆みそ・麦みそ・米みそ
	しょうゆ	穀物	耐塩性乳酸菌	耐塩性酵母	コウジ	コウジ，食塩	大豆（たまり），小麦（しろ），大豆＋小麦（その他）
	パン	小麦		パン酵母		必要に応じて	酵母がつくる二酸化炭素をグルテンが閉じ込める
	ワイン	ぶどう	乳酸菌	ワイン酵母		（亜硫酸）	アルコール発酵，マロラクチック発酵
	ビール	大麦，麦芽		ビール酵母			アルコール発酵（酵母），糖化（麦芽）
	日本酒	米	（乳酸菌）	清酒酵母	コウジ	（醸造用アルコール）	アルコール発酵（酵母），コウジ（糖化）
	食酢（穀物酢）	穀物	酢酸菌	酵母	コウジ		酢酸発酵（酢酸菌），アルコール発酵（酵母），糖化（コウジ）
	食酢（果実酒）	果汁	酢酸菌	酵母			酢酸発酵（酢酸菌），アルコール発酵（酵母）
	食酢（醸造酢）	醸造用アルコール	酢酸菌				酢酸発酵（酢酸菌）
	本みりん[*4]	醸造用アルコール，もち米			コウジ		糖化（コウジ）
動物性の発酵食品	チーズ	乳	乳酸菌		種類ごとに	レンネット[*5]，食塩	乳酸発酵（乳酸菌），レンネット凝固
	ヨーグルト	乳	乳酸菌				乳酸発酵（乳酸菌）と酸凝固
	かつお節	かつお			かつお節カビ		風味形成（カビ）

[*1] キムチ，ピックルス，ザワークラウトなども同様；伝統的なキムチには唐辛子や塩辛，魚醤などを添加する．
[*2] 単に「納豆」と呼ぶことも多い．
[*3] 寺納豆，大徳寺納豆，浜納豆などともいう．
[*4] 本みりんはアルコールを含むが（通常13～22％），みりん風調味料はアルコール含量1％未満．
[*5] レンネット中の凝乳活性を示す酵素をキモシンという．

付録3 微生物利用食品を理解するための微生物学

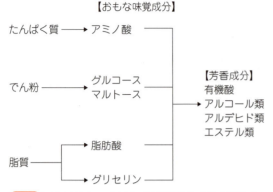

図② みそやしょうゆにおける風味成分の変化と風味物質の産生

しょうゆやみそは，ニホンコウジカビを利用した発酵食品である(図②)．大豆が主たる原料であるしょうゆやみそでは，大豆のたんぱく質がプロテアーゼによってペプチドやアミノ酸に，トリアシルグリセロールがリパーゼにより脂肪酸とグリセリンに分解し，風味物質が生産される．大豆にでん粉はほとんど含まれていないが，米や麦で麹をつくる場合には，ニホンコウジカビのα-アミラーゼによって，麦芽糖(マルトース)やぶどう糖(グルコース)といった還元糖がつくられ，アミノ酸との間でアミノカルボニル反応が起こり，独特の色と副反応として起こるストレッカー分解で風味がつくられる．

穀物を原料として製造する日本酒においては，ニホンコウジカビのα-アミラーゼが米のでん粉をぶどう糖に分解し，そのぶどう糖を酵母に供給してアルコール発酵を行っている．酵母が利用する糖質を生産する工程が糖化である．穀物酢では，酵母がつくったアルコールを酢酸菌が酢酸に変換する．また，本みりんでは，醸造用アルコールを加えることによって，ニホンコウジカビの増殖を抑制しながらα-アミラーゼによる糖化と米のたんぱく質をプロテアーゼが分解しペプチドやアミノ酸をつくることによって，甘味とうま味の両方をもつ発酵食品となる．

(2) 酵母がおもな発酵を担う植物性の発酵食品

酵母は嫌気的な状態で，ぶどう糖からアルコール(エタノール)と二酸化炭素を生成する．パンは，酵母の生産する二酸化炭素を小麦たんぱく質のグリアジンとグルテニンの混合物であるグルテンのネットワーク(網目)構造の中に封じ込めた発酵食品である．パンの気泡は，焼成時に二酸化炭素が膨張することによって形成されたものである．

アルコール飲料は，酵母が醸造糖類(グルコースやマルトース)をアルコール(エタノール)に変換する作用を利用した発酵食品である．ワインのようにグルコースが豊富なぶどう果汁を原料とする場合は，アルコール発酵は酵母だけで行われる．

食塩濃度が高いみそやしょうゆでは，発酵の後期において特徴のある風味生成物を耐塩性酵母がつくっている．

(3) 細菌がおもな発酵を担う植物性の発酵食品

漬物は，野菜に3％前後の食塩を加えたもので，乳酸菌による発酵が進み，好ましい酸味と風味が形成される．日本の漬物や糠漬けだけではなく，ドイツで代表的なキャベツの塩漬ザワークラウト，唐辛子と動物性発酵食品(塩辛や魚醤油)を加えた韓国の代表的な漬物キムチ，食酢や砂糖を用いた調味液で塩漬野菜を発酵させたピクルスなどがある．

食塩濃度が10％以上と漬物に比べて高いみそやしょうゆでは，耐塩性乳酸菌が発酵の初期段階で特徴のある風味生成に寄与する．

また，赤ワインでは，乳酸菌が発酵の最終段階で諸味中のリンゴ酸を乳酸に変えるマロラクチック発酵を行い，赤ワインの味をまろやかにする．

リンゴ酸 $HOOC-CH(OH)CH_2COOH$ は，二つのカルボキシ基をもつ二価酸であるのに対し，マロラクチック発酵生成物の乳酸 $CH_3CH(OH)COOH$ は，カルボキシ基が一つの一価酸である．同じ分子数である場合，酸性を示すカルボキシ基が少ない乳酸の酸味が弱くなり，マロラクチック発酵でワインがまろやかになる．

糸引き納豆は代表的な発酵大豆食品である．伝統的な糸引き納豆は，蒸煮した大豆を藁で包んで発酵して製造した．大豆を蒸煮すると細菌のほとんどが死滅し，藁に付着していた納豆菌の胞子が発芽し，ポリグルタミン酸を主成分とする独特の粘質物を生成する．

納豆には「糸引き納豆」と「塩辛納豆」があり，発

酵に関与する微生物は異なる．糸引き納豆は，細菌である納豆菌によって発酵した食品であるのに対し，塩辛納豆はコウジカビで発酵した食品である．

3.4 動物性の発酵食品

（1） カビや酵母がおもな発酵を担う動物性の発酵食品

動物性食品で，カビや酵母が発酵をおもに担う食品は限られている．白カビを使ったカマンベールチーズ，青カビを使ったブルーチーズ，カビや酵母を使った発酵肉（生ハム，ドライソーセージなど）が代表的なである．

かつお節に代表される魚の節類は，魚を水煮した後，火でいぶしながら乾燥させる焙乾という方法で乾燥させ，複数種類のカビを順次付ける．節類に使用するカビは $Aspergillus\ glaucus$ グループのカビで，ニホンコウジカビとは異なる．このカビは，かつお節のような低水分の環境でも増殖でき，たんぱく質分解活性が弱く，トリアシルグリセロール分解力が強いことが特徴である．

（2） 細菌がおもな発酵を担う動物性の発酵食品

ヨーグルトやナチュラルチーズが，代表的な動物性の発酵食品である．ヨーグルトは共生関係にあるブルガリクス菌とサーモフィルス菌という二つの乳酸菌（ヨーグルト菌とよぶことがある）による乳酸発酵で，乳中のカゼインが等電点沈殿でゲル化したものである．また，ナチュラルチーズは，レンネット中のキモシンによりゲル化（凝乳）したカード中の乳酸菌によって独特の風味が形成される．ナチュラルチーズは，使用する乳酸菌の種類，使用する他の微生物（カビ，プロピオン酸菌，その他の細菌）の組み合わせによって多くのバリエーションがある．

（3） 魚醤油や塩辛は自己消化酵素でつくる

魚介類を約20％の食塩に漬け込んだもので，液体部分を魚醤油，固体部分を塩辛とよぶ．魚醤油や塩辛では，魚介類自体がもつプロテアーゼによってたんぱく質が分解される自己消化が起こる．耐塩性の乳酸菌が発酵に関与している発酵食品も少なくない．食塩濃度が極端に高い食品では，微生物の関与はほとんどないとされ，厳密な意味からは発酵食品ではない．

参考文献・参考情報

文部科学省科学技術・学術審議会資源調査分科会報告,「日本食品標準成分表2015年版（七訂）」. http://www.mext.go.jp/a_menu/syokuhinseibun/1365297.htm

文部科学省科学技術・学術審議会資源調査分科会報告,「日本食品標準成分表2015年版（七訂）追補2016年」. http://www.mext.go.jp/a_menu/syokuhinseibun/1380313.htm

厚生労働省健康局がん対策・健康増進課栄養指導室,「日本人の食事摂取基準（2015年版）」策定検討会報告書.

第1章

「世界の食料ロスと食料廃棄」, FAO(2011).
「食料ロスと食料廃棄削減に向けた地球規模の取り組み」, FAO(2012).
「Save Food 食べ物はいのち～食べもののムダをなくそう」, FAO(2015).
「世界の食料不安の現状2015年報告」, FAO(2015).
女子栄養大学出版部,『調理のためのベーシックデータ 第4版』, 女子栄養大学出版部(2014).
佐々木敏,『食事摂取基準入門―その心を読む』, 同文書院(2010).
FAO Food and Nutrition Paper 77, Food energy - methods of analysis and conversion factors, Report of a Technical Workshop, Roma, 3-6 December 2002.
岡田 哲,『食の文化を知る事典』, 東京堂出版(1998).
新井健一, 水産動物肉タンパク質の変性と制御, 日本水産学会誌, **68**(2), 137(2002).

第3章

総務省統計局,「世界の統計2016」.
平成26年度食料需給表, 農林水産省大臣官房食料安全保障課(2015年8月7日公表).
文部科学省科学技術・学術審議会資源調査分科会報告,「日本食品標準成分表2015年版（七訂）アミノ酸成分表編」, 平成27年12月25日.
荒井綜一ほか編,『新・櫻井総合食品事典』, 同文書院(2012).
特集：加熱時に生じるアクリルアミドについて, 食品安全, 43号(2015). (https://www.fsc.go.jp/sonota/kikansi/43gou/43gou.pdf)
村上 洋, 桐生高明, 木曽太郎, 甘い糖と甘くない糖, 化学と生物, **89**, 486(2010).
斎藤雅文, 堀由美子, 中島 啓, 人工甘味料と糖代謝, 日本栄養・食糧学会誌, **66**, 69(2013).
家森幸男, 奈良安雄, 坪内俊憲, 化学と生物, **25**, No.10, 631(1987).
F.H. Mattson, S.M. Grundy, *J. Lipid Res.*, **26**, 194(1985).
「日本食品標準成分表2010」の取扱いの留意点について：厚生労働省健康局総務課 生活習慣病対策室長通知(2010年12月20日発表)
野菜生産出荷統計 平成26年産, 農林水産省(2015年12月2日公表)
農研機構
  http://www.naro.affrc.go.jp/publicity_report/publication/laboratory/vegetea/pamph/010749.html
農林水産省
  http://www.maff.go.jp/j/syouan/seisaku/risk_analysis/priority/syosanen/eikyo/index.html
  http://www.maff.go.jp/j/seisan/ryutu/fruits/f_syohi/index.html

第 4 章

食糧需給表,農林水産省.

平成 26 年水産白書,水産庁.

新井健一,水産動物肉タンパク質の変性と制御,日本水産学会誌,**68**(2),137(2002).

鈴木平光,和田俊,三浦理代,『水産栄養学:基礎からヒトへ』,技報堂出版(2004)

化学と生物,**41**,No. 12(2003).

齋藤忠夫,根岸晴夫,八田一 編,『畜産物利用学』,文永堂出版(2011).

第 5 章

標示を要する生菓子類の定義について,昭和 34 年 6 月 23 日厚生省公衆衛生局長通達.

パン類品質表示基準,平成 12 年 12 月 19 日農林水産省告示第 1644 号.

ビスケット類の表示に関する公正競争規約,昭和 46 年 4 月 8 日公正取引委員会告示第 26 号,改正平成 13 年 1 月 18 日.

チョコレート類の表示に関する公正競争規約,昭和 46 年 3 月 29 日公正取引委員会告示第 16 号,改正平成 14 年 6 月 28 日公正取引委員会告示 22 号.

調理冷凍食品品質表示基準,最終改正平成 23 年 9 月 30 日消費者庁告示第 10 号.

レトルトパウチ食品品質表示基準,最終改正平成 23 年 9 月 30 日消費者庁告示第 10 号.

乾燥スープの日本農林規格,最終改正平成 27 年 5 月 28 日農林水産省告示第 1387 号.

第 7 章

消費者庁食品表示企画

http://www.caa.go.jp/foods/

付録

北本勝ひこ,「麴菌物語」,(生物工学基礎講座・バイオよもやま話),生物工学会誌,**90**,424(2012).

藤井健夫,発酵食品と食品衛生,魚醬油とかつお節について,食品衛生学雑誌,**50**,297(2010).

齋藤忠夫,根岸晴夫,八田 一 編,『畜産物利用学』,文永堂出版(2011).

索引

欧文

A 帯	89
CA 貯蔵	69
CPP	108
D-グルコース	159
FAO/WHO/UNU	40
HU	102
I 帯	89
IMP	94
K 値	87
L-フェニルアラニン化合物	50
n-3 系多価不飽和脂肪酸	82
NCD	3
PUFA	82
RAE	25
TMAO	83
Tr	20, 46
Z 線	89
α 化米	33
α-, β-, γ-, δ-トコフェロール	25
α-, β-カロテン	25
α-ソラニン	44
α-ラクトアルブミン	107
α_s-, β-カゼイン	106
β-カロテン当量	25
β-クリプトキサンチン	25, 70
β-グルカン	37
β-コングリシニン	52
β-ラクトグロブリン	107
γ-ポリグルタミン酸	54
κ-カゼイン	106

あ

アイスクリーム類	114
アイスミルク	114
亜鉛	24
アクチン	81
アクリルアミド	44
あずき	55
アスコルビン酸	26
アスタキサンチン	82
厚揚げ	53
圧搾法	116
圧抽法	117
アデノシルコバラミン	26
油揚げ	53
アミグダリン	72
アミノカルボニル反応	44, 110
アミノ基	159
アミノ酸（グルタミン酸）	159
アミノ酸成分表編	7, 135
アミノ酸組成によるたんぱく質	9, 21
アミノ酸評点パターン	40
アミロース	31
アミロペクチン	31
アミン	159
アーモンド	57
アリイナーゼ	63
アリシン	60
アリルイソチオシアネート	65
アルカン	156
アルキル基	157
アルケン	157
アルコール	158
アルコール飲料類	124
アルコール凝固	109
アルデヒド	159
アレルギー表示	151
アレルゲン	153
あわ	40
泡立ち性　卵	102
アンスロン-硫酸法	24, 84
アンセリン	94
安全係数	148
アントシアン系色素	42
安納いも	42
活け締め	87
異性化糖	45, 47, 48
イソロイシン	40
1 食品 1 標準成分値	19
一括表示	151
一般成分	21
イヌリン	42, 63
イノシン酸	94
いも類	41
いんげんまめ	55
インスタントみそ汁	130
飲用乳	111
ウイスキー	127
ウインタリング	118
薄口しょうゆ	129
ウスターソース類	129
うめ	72
梅びしお	72
うるち米	30, 32
ウーロン茶	128
うんしゅうみかん	70
エイコサペンタエン酸	82
栄養機能食品	141
栄養強調表示	152
栄養成分表示の義務化	140
エキス成分	83
液糖	47
液卵	103
エクオール	53
エステル結合	159
エストロゲン	52
エチル基	157
えびいも（京芋）	43
エラスチン	81, 90
エルゴカルシフェロール	25
塩蔵品	88
えんどう	56
えんばく	40
大麦	37
おかき，あられ	33
おから	54
オキシミオグロビン	92
1-オクテン-3-オール	77
オーバーラン	114
オボアルブミン	99
オボトランスフェリン	99
オボムコイド	99
オリゼニン	31
オリーブ油	118
オレイン酸	31, 56

か

外観検査	101
解硬	87, 96
灰分	24
改良ケルダール法	22
かき	70
核果	57
核果類	68, 71
核酸成分	83
拡大表記	151
加工食品	143, 151
加工食品リスト	144
加工乳	111
加工油脂	120
花菜類	60
果菜類	60, 65
果実飲料	73
果実菓子類	124
菓子パン類	123
カシューナッツ	58
菓子類	123
ガスクロマトグラフィー	22
カゼイン	106
カゼインホスホペプチド	108
カゼインミセル	106, 107, 110
かたくり粉	44

褐変予防	69
割卵検査	101
カテキン	158
加熱乾燥法	21
加熱調理	134
カビ	164
カフェイン	128
カプサイシン	67
カプサンチン	67
かぼちゃ	65
釜炒り製法	128
下面発酵酵母	126
ガラクタン	43
カラザ	100
カリウム	24
カリフラワー	68
カルシウム	24
カルニチン	94
カルノシン	94
カールフィッシャー法	21
カルボキシ基	158
カルボニル基	159
カロテノイド色素(カロテン)	42
カロテン	66
皮麦	37
還元型ミオグロビン	92
甘蔗,甘薯	46
乾燥品	88
乾燥卵	103
官能基	157
官能検査	150
寒梅粉(焼きみじん粉)	33
ガンマ線(γ線)による芽止め	44
甘味度	46
甘味料	45
がんもどき	53
偽果	68
きくいも	42
キサントフィル	66
気室	100
きな粉	53
絹ごし豆腐	53
機能性関与成分	141
機能性表示食品	140
きのこ類	75
きび	40
キモシン	106, 109
客観的な項目(指標)	147
キャベツ	60
キャンデー類	123
キュアリング	43
救荒作物	39
牛脂	120
急速凍結	88
牛肉	95
牛乳	111
きゅうり	65
キュウリアルコール	65
強化米	33
凝固性 卵	102
郷土食	15
凝乳酵素	106, 109
強力粉	36
魚介類	80
魚醤油	167
キレート結合	108
筋形質たんぱく質	81, 90
筋原線維	89
筋原線維たんぱく質	81, 90
ギンコトキシン	58
筋収縮	90
筋線維	89
筋線維束	90
金時にんじん	64
ぎんなん	57
5'-グアニル酸	75
クチクラ	100
グリアジン	35, 36
グリコマクロペプチド	109
グリシニン	52
グリチルリチン	49
クリーム	112
グルコースイソメラーゼ	45, 48
グルコノデルタラクトン	53
グルテニン	35, 36
グルテン	36
車糖	46
くるみ	57
グレージング処理	88
黒砂糖	46
クロム	24
茎菜類	60, 63
ケイ皮酸メチル	77
ケーキ・ペストリー類	123
ケトン	159
ケルセチン	63
堅果	57
原核生物	164
原材料リスト	146
原子価	155
原子吸光法	24
玄米	31
呉	53
硬骨魚類	86
香信	76
香辛料	130
合成酒	127
紅茶	128
酵母	166
高密度リポたんぱく質	100
ココア	128
ココナッツ	58
個食化	6
五節句	13
骨格筋	89
コーヒー	128
コプラ	58
個別表示	151
ごぼう	63
ごま	59
古米化	31
古米臭	31
ゴマリグナン	59
小麦	34
小麦粉	35
米粉パン	33
コラーゲン	81, 90
コールドチェーン	88
コレカルシフェロール	25
コレステロール	22
根菜類	60, 63
混成酒	125
混成酒類	127
こんにゃくいも	42

さ

細菌	166
催涙成分	63
ささげ	56
差引き法	22
砂じょう	70
雑穀	30
雑食性	6
さつまいも類	42
さといも類	43
サフラワー油	119
サポニン	51, 55
さらしがき	71
双目糖	47
サルコメア	89
酸凝固 牛乳	109
酸素化	92
三二酸化鉄	42
シアノコバラミン	26
しいたけ	76

塩辛	167	真果	68	多価不飽和脂肪酸	57
し好飲料類	124	真核生物	164	たけのこ	62
死後硬直	87, 90, 96	仁果類	68, 69	だし類	129
自己消化	87	心筋	89	脱ガム	118
脂質	22, 116	人工甘味料	49	脱酸	118
── 鶏卵	100	すいか	73	脱脂粉乳	112
示性式	156	水酸化カルシウム	42	脱色	118
地鶏	95	水中油滴型(O/W型)	107	脱炭酸酵素	83
シトルリン	73	水稲	30	脱糖	103
ジビエ	95	水分	20	脱ろう	118
ジペプチド	83	スタキオース	52	卵類	97
脂肪酸	22	スターター	164	たまねぎ	63
脂肪酸成分表編	7, 135	ステビア	49	炭化水素	155
脂肪族炭化水素	156	ステロイド系アルカロイド配糖体	44	炭化水素基	157
霜降り肉	90	スナック類	123	単行複発酵	125
じゃがいも(馬鈴薯)	43	すまし粉	53	単式蒸留しょうちゅう	127
収載食品	27	清酒	125	炭水化物	22
シュウ酸	62	生鮮食品	142, 151	── 魚介類	82
シュウ酸カルシウム	43	生鮮食品リスト	142	── 肉類	91
重量%	162	生乳	110	炭水化物成分表編	7, 137
重量変化率	161	精白米	31	タンニン	70
熟成肉	96	生物の共通性	163	単発酵	125
種子	59	生物の多様性	163	血合肉	87
種実類	56	製粉	36	チアミン	25
旬	60	成分無調整牛乳	111	チオプロパナールS-オキシド	63
準仁果類	68, 70	精米歩合	126	蓄積脂質	82, 91
漿果類	68	石細胞	68	チーズ	113
上新粉	32	セサミン	59	窒素-たんぱく質換算係数	22
醸造酒類	125, 126	セサモール	59	チャーニング	112
しょうちゅう	127	セモリナ	36	茶類	127
じょうのう	70	セリアック病	36	チューインガム類	124
消費期限	143, 145, 147, 153	セレン	24	抽出法	117
賞味期限	143, 145, 147	全粉乳	112	中力粉	36
上面発酵酵母	126	せんべい	33	調製粉乳	112
しょうゆ類	129	そう菜	27, 131	腸内細菌科菌群	150
蒸留酒	127	組織脂質	82, 91	調味ソース類	130
蒸留酒類	125, 127	ソーセージ	96	調理加工食品	131
食塩相当量	26	ソックスレー抽出法	22	直接灰化法	24
食塩不使用バター	113	そば	39	チョコレート類	124
食塩類	129	ソーマチン	49	ツェイン	39
食酢類	129	そらまめ	56	つま	64
食の外部化	5			テアニン	128
食品廃棄	10	**た**		テアフラビン	128
食品表示法	140	第一制限アミノ酸	31	テアルビジン	128
食品ロス	10	だいこん	63	低エネルギー甘味料(高甘味度甘味料)	49
植物ステロール	52	大豆	52	低温障害	42, 65
植物性油脂	118	大豆イソフラボン	52	低脂肪牛乳	111
食物繊維	23, 51	大豆油	119	低たんぱく質米	34
食用油脂	116	ダイゼイン	53	低密度リポたんぱく質	100
ショートニング	121, 122	代替表記	151	デオキシミオグロビン	92
ショートニング性	122	タウリン	83	テオブロミン	128
白玉粉(寒晒し粉)	33				

索引

デキストリン	45, 47	生菓子	123	パーム核油	120
デザート菓子類	123	なます	64	パーム油	120
鉄	24	生ビール	126	パラ-κ-カゼイン	109
デヒドロアスコルビン酸	26	軟骨魚類	86	パルミトレイン酸	57
デュラム小麦	34	南蛮	122	パン小麦(普通小麦)	34
転化糖	46	肉エキス	93	パントテン酸	26
添加物	151	肉基質たんぱく質	81, 90	半生菓子類	123
田麩	81	肉のブルーミング	92	ひえ	41
でん粉製品	44	ニコチン酸	26	干菓子	123
でん粉類	41, 44	ニコチン酸アミド	26	非加熱調理	134
ドウ	36	二条大麦	37	非感染性疾患	3
銅	24	ニトロソミオグロビン	93	備考欄	26
糖アルコール	23	日本型(ジャポニカタイプ)	30	比重法	101
糖化	125	日本食	13	ビスケット類	123
唐菓子	122	日本食品標準成分表	7	ヒスタミン	83
凍結卵	103	日本食品標準成分表2020年版(八訂)	18	ヒスチジン	83
透視検卵法	101	日本にんじん	64	微生物試験	150
搗精	31	乳	103	微生物的定量法	26
搗精歩留り	31	乳飲料	111	ビタミン	25
豆乳	54	乳および乳製品の成分規格等に関する省令(乳等省令)	111	ビタミンA	25
豆腐	53			ビタミンB_1	25
動物性油脂	120	乳化性　卵	102	ビタミンB_2	25
道明寺粉	33	乳固形分	104	ビタミンB_6	26
とうもろこし	38	乳酸菌飲料	114	ビタミンB_{12}	26
とうもろこし油	120	乳清	106	ビタミンC	26
特定名称酒	126	乳清たんぱく質	106	ビタミンD	25
ドコサヘキサエン酸	82, 159	乳糖	108	ビタミンE	25
トマト	66	乳糖不耐症	108	ビタミンK	25
トマト加工品類	130	尿素	83	ヒドロキシ基	158
ドメスチックソーセージ	96	にんじん	64	ヒドロキソコバラミン	26
トランス脂肪酸	121	のし梅	72	ピーマン	66
トランスフェリン	98			表示責任者	153
トリアシルグリセロール当量	9, 22, 116	**は**		ひよこまめ	56
鶏肉	95	ハイオレイック	119	ピリドキサール	26
トリプシンインヒビター	52	胚芽米	31	ピリドキシン	26
トリメチルアミンオキシド	83	廃棄率	161	微量成分	
トレーサビリティシステム	95	ハイリノール	119	—— 魚介類	82
ドレッシング類	130	ハウ・ユニット	102	—— 肉類	91
冬菇	76	はくさい	61	ビール	126
		薄力粉	36	ビール系飲料	126
な		バター	112, 120	フィチン酸	52
ナイアシン	26	裸麦	37	フィロキノン	25
ナイアシン当量	26	発芽玄米	33	不可逆反応	92
中食	6	初がつお	82	複合原材料表示	153
なし	68	発酵	127	節	81
なす	66	発酵食品	88, 164	豚肉	95
ナスニン	66	発酵乳	113	普通酒	126
なたね油	119	発泡酒	126	普通肉	87
ナチュラルチーズ	113	はとむぎ	41	ぶどう	72
納豆	53	ハム	96	ぶどう酒(ワイン)	126
ナトリウム	24			フード・マイレージ	12
				腐敗	164

173

ブランデー	127	無菌包装米飯	33	リコピン	66, 72
プレバイオティクス	109	蒸し製法	128	リシン（リジン）	31, 56
プロスキー変法	23	無脂乳固形分	104	リゾチーム	99
プロセスチーズ	113	無脂肪牛乳	111	リノール酸	31, 52
ブロッコリー	68	無洗米	33	リボフラビン	25
プロバイオティクス	114	無添加強調表示	152	利用可能炭水化物（単糖相当量）	
分子式	155, 156	名称	153		9, 22, 26, 136
粉食	35	メイラード反応	46, 110	緑黄色野菜	60
粉乳	112	メチルコバラミン	26	緑茶	128
平滑筋	89	メトミオグロビン	92	リン	24
並行複発酵	125	メトミオクロモーゲン	92	りんご	70
ペクチン	68	メナキノン類	25, 54	ルチン	40
ベーコン	96	メープルシロップ	49	冷凍品	88
ヘスペリジン	70	メラノイジン	110	冷凍焼け	88
ヘーゼルナッツ	57	メロン	73	レシチン	52, 54, 59
ヘミセルロース	50	もち米	30, 33	レーゼゴットリーブ法	22
ヘモグロビン	81	戻りがつお	82	レタス	62
ほうれんそう	62	木綿豆腐	53	レチノール	25
飽和炭化水素	157	もも	72	レチノール活性当量	25, 60
ホスファチジルコリン	54	モリブデン	24	レトルトパウチ食品	131
保存方法	153	もろこし	41	レトルト米飯	33
ボツリヌス菌	132			レモン	71
ホモゲンチジン酸	43, 62			レンズまめ	56
ポリフェノール	51	**や**		連続式蒸留しょうちゅう	127
ポリフェノールオキシダーゼ	63	ヤーコン	44	レンダリング	117
ホルデイン	37	やまのいも類	44	レンチオニン	76
ホルデニン	37	有塩バター	113	練乳	112
本直し	127	有機化合物	155	レンネット	106
		有機酸	24	六条大麦	37
		誘導プラズマ発光分析法	24	ロゼワイン	127
ま		油脂類	116		
毎日くだもの200グラム運動	74	湯葉	54	**わ**	
マオタイ酒	127	葉菜類	60	和菓子	122, 123
マカダミア	56	葉酸	26	ワーキング	112
マカダミアナッツ	56	ヨウ素	24	和三盆	46
マーガリン	121	容量%	162	和食	13
マグネシウム	24	ヨーグルト	113	和生菓子類	123
マッシュルーム	77				
まつたけ	77	**ら**			
豆類	49	らいむぎ	41		
マヨネーズタイプ調味料	130	ラクトアイス	114		
丸大豆しょうゆ	129	ラクトース	108		
マンガン	24	ラクトフェリン	107, 108		
ミオグロビン	81	ラクトミルク	114		
ミオシン	81	らっかせい	58		
未開封の状態	148	ラード	120		
未熟豆	67	ラミネート	131		
みそ類	130	ラムスデン現象	55, 110		
みりん	127	卵黄係数	101		
みりん風調味料	130	理化学試験	149		
ミロシナーゼ	64	陸稲	30		
無機質	24				

● 執筆者略歴 ●

大久保　剛（おおくぼ　たけし）
東京大学大学院農学生命科学研究科修了
現在　仙台白百合女子大学人間学部健康栄養学科教授
専門　脂質栄養学，食品加工学，睡眠科学
博士（水産科学）

佐藤　薫（さとう　かおる）
東北大学大学院農学研究科修了
現在　日本獣医生命科学大学応用生命科学部食品科学科准教授
専門　食品たんぱく質化学，畜産食品の加工と貯蔵
博士（農学）

中島　肇（なかじま　はじめ）
北海道大学農学部卒業
現在　和洋女子大学大学院総合生活研究科教授
専門　応用微生物学，発酵学，食品学
博士（農学）

松尾亜希子（まつお　あきこ）
京都府立大学大学院人間環境科学研究科修了
現在　名古屋葵大学健康科学部健康栄養学科講師
専門　食品化学
博士（学術）

水間　智哉（みずま　ともちか）
静岡県立大学食品栄養科学部栄養学科卒業
現在　摂南大学農学部食品栄養学科教授
専門　食品学，発酵学
博士（農学）

（五十音順）

ステップアップ栄養・健康科学シリーズ ５

食品学 II　食品の分類と特性・用途を正しく理解するために

| 第1版　第1刷　2017年5月10日 |
| 　　　　第8刷　2025年2月10日 |

検印廃止

JCOPY 〈出版者著作権管理機構委託出版物〉
本書の無断複写は著作権法上での例外を除き禁じられています．複写される場合は，そのつど事前に，出版者著作権管理機構（電話 03-5244-5088，FAX 03-5244-5089，e-mail: info@jcopy.or.jp）の許諾を得てください．

本書のコピー，スキャン，デジタル化などの無断複製は著作権法上での例外を除き禁じられています．本書を代行業者などの第三者に依頼してスキャンやデジタル化することは，たとえ個人や家庭内の利用でも著作権法違反です．

編　者　中島　肇
　　　　佐藤　薫
発行者　曽根　良介
発行所　㈱化学同人
〒600-8074　京都市下京区仏光寺通柳馬場西入ル
編集部　TEL 075-352-3711　FAX 075-352-0371
企画販売部　TEL 075-352-3373　FAX 075-351-8301
振　替　01010-7-5702
e-mail　webmaster@kagakudojin.co.jp
URL　https://www.kagakudojin.co.jp
印刷・製本　株式会社 太洋社

Printed in Japan　©H. Nakajima, K. Sato　2017　無断転載・複製を禁ず　ISBN978-4-7598-1895-6
乱丁・落丁本は送料小社負担にてお取りかえいたします．

ステップアップ栄養・健康科学シリーズ

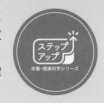

★ 高校で生物や化学を学んでいない学生にも，わかりやすく記述され，やさしく学び始められます．管理栄養士国家試験受験に備えて，基礎の力がつく教科書シリーズです．

★ 各巻の各章についての復習問題はWEBサイトで解けます．PCやスマホで解けるので，気軽に挑戦できます．

★ 各巻　B5判　176～280頁　2色刷

シリーズラインアップ

●既刊　○未刊

① 社会・環境と健康

② 生化学

③ 解剖生理学

④ 食品学 I
　──食品成分とその機能を正しく理解するために

⑤ 食品学 II
　──食品の分類と特性・用途を正しく理解するために

⑥ 食品加工学
　──公正な加工食品を支えるしくみを理解し利用するために

⑦ 調理学
　──食品の調理特性を正しく理解するために

⑧ 食品衛生学
　──食をとりまく危害要因を科学の視点から正しく理解するために

⑨ 基礎栄養学
　──栄養素の働きと代謝のしくみを理解するために

⑩ 応用栄養学（第2版）
　──ライフステージ別の栄養ケア・マネジメントを正しく理解するために

⑪ 栄養教育論
　──栄養教育マネジメントに必要な理論と技法を身につけるために

⑫ 臨床栄養学
　──疾患別の栄養管理プロセスを正しく理解するために

⑬ 公衆栄養学
　──地域から国内外までの栄養問題に取り組むために

⑭ 給食経営管理論
　──給食のマネジメントを総合的に理解するために

⑮ スポーツ栄養学
　──栄養サポートの理論と実践力をバランスよく身につけるために

★ 詳しくは化学同人ホームページをご覧下さい　https://www.kagakudojin.co.jp

● 好評の既刊書 ●

栄養士・管理栄養士をめざす人の 調理・献立作成の基礎
坂本裕子・森美奈子【編】　B5判・112頁・2色刷　定価1650円

栄養士・管理栄養士をめざす人の 基礎トレーニングドリル
小野廣紀・日比野久美子・吉澤みな子【著】　B5判・168頁・2色刷　定価1980円

栄養カウンセリング論
赤松利恵・永井成美【著】　B5判・140頁・2色刷　定価1980円

図解 栄養士・管理栄養士をめざす人の 文章術ハンドブック
──ノート、レポート、手紙・メールから、履歴書・エントリーシート、卒論まで
西川真理子【著】　A5判・192頁・2色刷　定価2200円

臨地・校外実習のてびき（第3版）　木戸詔子・福井富穂【編】　B5判・136頁　定価1980円